THE BIG BOOK OF BEAUTY
1

Constantin Herrmann

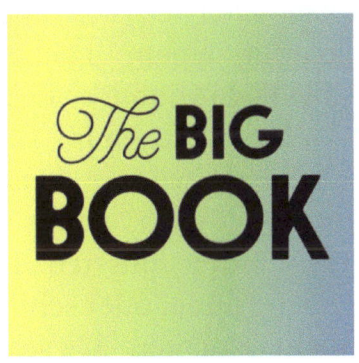

WIDMUNG

Wir zwei, die wir an diesem Buch gearbeitet haben, nämlich Mathias Leidgschwendner (Titeldesign) und ich, wir widmen dieses Buch einfach mal **ALLEN MENSCHEN.**

Allen beauty-addicts, allen die sich über Komplimente freuen, allen die mit einem Lächeln statt zornig hängenden Mundwinkeln durch's Leben laufen. Vor allem aber all jenen, die mit Beauty nicht so selbstverständlich geboren wurden, sondern sich ihr Ich erst erarbeiten mussten. Denen, die ihr Selbstwertgefühl, ihre Selbstliebe erst finden mussten. Die früher unter Mobbing, Ausgrenzung litten, oder schlichtweg Dinge an sich im Spiegel nicht mochten. Dieses Buch ist voller Liebe und Respekt nicht nur ein Ratgeber, sondern auch eine Verbeugung: Vor allen Menschen, die den Widrigkeiten des Alltags trotzen und sich selber definieren, statt sich einem starren Rahmen voller Erwartungen zu unterwerfen. Immer dran denken:

Anderssein ist eine Superpower!

Reißt die Grenzen ein, die Euch daran hindern, Euer schönstes Ich auszuleben! Seid happy, seid stark, und vor allem: Fühlt Euch wunderschön!

THE BIG BOOK OF BEAUTY

Teil 1:

Wunderschöne Haut

Die ultimativ besten Experten-Tricks aller Zeiten

Constantin Herrmann

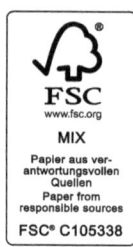

Impressum
Bibliografische Information der Deutschen
Nationalbibliothek: Die Deutsche Nationalbibliothek
verzeichnet diese Publikation in der Deutschen
Nationalbibliografie; detaillierte bibliografische Daten
sind im Internet über dnb.dnb.de abrufbar.

ISBN: 9783754349120

Herstellung und Verlag: BoD – Books on Demand,
Norderstedt

Über den Autor:

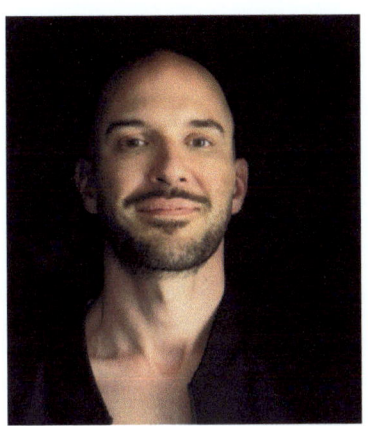

Constantin Herrmann ist Deutschlands bekanntester Beauty-Journalist. Er arbeitet seit über 20 Jahren als Autor für Hochglanzmagazine wie Glamour, myself, Instyle, Vogue und GQ. Bis heute saß er in über 3.000 Vorträgen, Mediziner-Kongressen, Presse-Veranstaltungen und Symposien. Er hat Vorträge gehalten vor Ärzten, Journalisten und Influencern - und nach eigener Aussage mehr als (unfassbare) 5.000 Cremes, Seren, Gele und Lotionen an sich selbst getestet.
So viel Erfahrung hinterlässt natürlich seine Spuren:
Wie ein wandelndes Beauty-Lexikon kennt er so ziemlich jeden guten Wirkstoff, jede Behandlung beim Dermatologen, und jede große Kosmetik-Marke. Und all dieses Wissen steckt er jetzt in Bücher.
Ach ja, und: Er liebt Botox. Und Hyaluronfiller. Und steht dazu.

Inhaltsverzeichnis

Vorwort

Herzlich willkommen, und: ich freue mich riesig, dass Du hier bist. Mein Name ist Constantin, ich bin der Autor dieses Buches, und ich möchte Dir auf den folgenden Seiten meine besten „life-hacks" verraten, also simple aber geniale Tricks, die Du ab sofort jeden Tag umsetzen kannst. Damit wir beide ganz viel Spaß zusammen haben, lass mich kurz drei Dinge vorab sagen, quasi meine drei „goldenen Versprechen" an Dich.

Versprechen Nummer 1: Kein blabla!
Zugegeben, ich neige dazu, Dinge so zu formulieren, als gäbe es keine Alternative. Ich schreibe zum Beispiel: „Schmink Dich abends ab." Weil das der aktuelle Stand der Wissenschaft ist, dass Haut die mit Make-up schläft, über Nacht schlechter regenerieren kann. Meine Tipps und Tricks kommen alle aus dem riesigen Wissensschatz, den ich mir über die letzten 20 Jahre als Beauty- und Medizin-Journalist aneignen durfte. Ohne zu übertreiben: Ich habe meine Karriere der Schönheit gewidmet. Ich saß bis heute in über 3.000 Vorträgen, Mediziner-Kongressen, Presse-Veranstaltungen und Symposien. Habe selber Vorträge gehalten, vor Influencern, Journalisten und Ärzten. Ich habe (unfassbar eigentlich) tausende Cremes selbst getestet, meine Lieblings-Dermatologin ist bei mir im Handy auf Kurzwahl gespeichert, und ich probiere alles, was der Markt her gibt an mir selber aus. Wirklich ALLES! Von Botulinumtoxin, über Faden-Lifting bis zur Fett-Weg-Spritze. Kurz gesagt: Ich schreibe nur, wovon ich wirklich felsenfest überzeugt bin. Und wenn ich sage,

Schmink Dich abends ab, ist es für Dich leichter und schneller zu lesen, als wenn ich um den heißen Brei herumrede: „Es empfiehlt sich, abends das Gesicht zu reinigen, auch wenn es Menschen gibt, die sich nicht abschminken, und trotzdem toll aussehen, aber das dürfte eine Minderheit sein. Die Haut ist unser größtes Organ und braucht …" Bla bla bla. **Ich verspreche Dir, ich verzichte in diesem Buch auf alles Bla!** Auch wenn das bedeutet, dass manche Leser:innen mal anderer Meinung sind. Aber das ist das Tolle an unserer Zeit … Du kannst mir direkt sagen, was Du denkst! Schreib mir zum Beispiel auf Instagram: THE_BIG_BOOKS. Ich freue mich über jedes feedback!

Versprechen Nummer 2:
Dieses Buch habe ich für Dich geschrieben!
Für junge Mädchen genauso wie für erfolgreiche Business-Helden. Für helle Haut, farbigen Teint, Faltenhasser und Pro-Ager, für Problemfälle und natürlich für alle, die sich in ihrer Haut schon rundum wohlfühlen, aber noch mehr aus ihrer Routine heraus holen wollen. Schön zu sein, sich sexy zu fühlen und von anderen Komplimente zu sammeln, ist ein Grundbedürfnis aller Menschen. Und dabei möchte ich Dir gerne helfen! Also unterscheide ich auf den folgenden Seiten auch nicht zwischen „for men" oder femininen Produkten. Meiner Auffassung nach ist Pflege unisex. So wie Parfüm nie für Männer oder Frauen sein sollte. Die Unterscheidung nach Geschlechtern ist eine Erfindung der Werbung. Punkt. Bei Düften gilt: Trag doch einfach, was Dir gefällt und steht. Bei Hautpflege ist das nicht anders. Uns wird zwar immer weisgemacht,

es gäbe grundlegende Unterschiede zwischen Männer- und Frauenhaut. Aber in Wahrheit sind solche Kategorien längst überholt. Man muss ja nur mal genauer hinschauen, wie es beim Beauty-Shopping läuft: Kommt eine Frau in die Drogerie, wird sie (im besten Fall) ausführlich beraten. Welcher Hauttyp sie ist, was ihre Bedürfnisse sind, sensibler oder trockener Teint, Mischhaut, oder reifes Alter? Und dann wird sie an Regalwänden voller Produkte entlanggeführt, aus denen sie aussuchen kann. Kommt ein Mann in die Drogerie, ist er einfach nur ein Mann, fertig. Bisschen Feuchtigkeit drauf, das reicht schon. So ein Unsinn. Es gibt Frauen mit sehr dicker, fettiger Haut, und Männer mit zarter, empfindlicher Haut. Schubladen-Denken funktioniert in der heutigen Gesellschaft zum Glück nicht mehr, nur die Kosmetik-Branche klammert sich noch daran. Meine Prognose ist sogar, dass es in zehn Jahren nur noch Unisex-Pflege gibt! Der einzige Unterschied, den ich persönlich akzeptabel finde, ist reine Kopfsache, also psychologisch. Der Großteil der Frauen liebt luxuriöse Tiegel mit weiten Öffnungen, aus denen sie die duftende Creme wie aus einem Honigtopf schöpfen können. Das gibt so ein tolles Gefühl von Luxus. Männer sind da oft pragmatischer und mögen alles mit Pipette, zum Pumpen. Denn das wirkt medizinischer und verspricht dem Unterbewusstsein mehr Effizienz. Aber auch hier: Mach doch, was Dir gefällt … Männer können genauso auf Luxuscremes stehen, und auf das Gefühl aus dem Vollen zu schöpfen. Und es gibt Frauen, die den nüchternen, medizinischen Hauch eines Apothekenfläschchens zu schätzen wissen. **HAUPTSACHE ES WIRKT!**

Versprechen Nummer 3: Du musst nicht viel Geld ausgeben.

Als ich jünger war, wollte ich alles ausprobieren, alles erleben. Und habe mir viele Cremes für unfassbar viel Geld geleistet. Aber im Alter wird man angenehmerweise ja auch ganz von alleine weiser, und etwas reduzierter. Viele Beauty-Fans, mit denen ich spreche, benutzen so täglich irre viele Produkte ... es scheint in unser Gehirn implantiert zu sein: Viel bringt viel. Und genau das finde ich (mittlerweile) falsch. Ich bin Fan und Botschafter des gegenteiligen Konzeptes: Alles Unnötige weglassen - und lieber auf das Beste reduzieren. Denn, ganz ehrlich, am Ende ist die wichtigste Zutat in jeder Creme: Wissen. Das Wissen, welche Stoffe, in welcher Kombination und Dosierung am effektivsten auf die Haut wirken. **Also keine Angst, Du wirst am Ende dieses Buches nicht das Bedürfnis haben, Dir dutzende Cremes kaufen zu müssen, oder auf die Luxusliner der Branche umzusteigen.** Gute Pflege heißt für mich vor allem: Wissen, was man braucht, und wann man es braucht. Und der größte Teil meiner „life hacks", über die wir hier sprechen, sind sowieso kostenlose Tricks, die jeder ganz easy umsetzen kann. Und ganz viele meiner Tipps haben noch nicht mal etwas mit Produkten zu tun, die man kaufen kann. Denn wer wirklich schöne Haut haben möchte, muss auf innere Gesundheit umschalten. Schöne Haut nur von außen, das gibt es nicht.

Also, bereit? Dann legen wir los! Ich wünsche Dir viel Spaß beim Lesen ...

Dein Constantin

Kapitel 1
SCHÖNE MENSCHEN KOMMEN WEITER!
ODER:
KANN MAN AUF GESICHTSPFLEGE
NICHT EINFACH VERZICHTEN?

Klar, die allermeisten von uns möchten gut aussehen. Wie „likes" auf Instagram sind Komplimente im echten Leben eine großartige Wohlfühl-Währung. Und wir tun ja auch einiges dafür ... gehen zum Friseur, färben, zupfen, zwängen uns sogar in unbequeme Schuhe (vor allem Frauen), trimmen täglich den Bart (eher Männer). Und versuchen damit die Lotterie auszugleichen, ob wir attraktiv oder weniger hübsch zur Welt gekommen sind. Okay, viele würden jetzt sagen: Im Grunde zählen doch ganz andere Eigenschaften: Ein liebenswerter Charakter, Humor, Intelligenz – unsere berühmten inneren Werte. Oder doch nicht?

Die Wissenschaft konnte mittlerweile beweisen - sorry to say - dass innere Werte alleine uns nicht weiterbringen. Die ungeschminkte Wahrheit sieht so aus:

• **Attraktive Kinder** bekommen in der Schule für die gleiche Leistung bessere Noten.

- **Attraktive Kriminelle** erhalten vor Gericht bei einer Verurteilung mildere Strafen als unansehnliche Ganoven.
- **Attraktive Arbeitnehmer** verdienen mehr Geld. Das schönste Drittel verdient circa fünf Prozent mehr als der Durchschnitt. Und die „Hässlichsten" bis zu zehn Prozent weniger. Der Grund:
- **Attraktiven Kollegen** wird mehr zugetraut, mehr Intelligenz und mehr Leistung. Und da sie oft selbstbewusster sind, können sie sich auch besser verkaufen.
- **Attraktive Fußballspieler** werden häufiger eingewechselt.
- **Attraktive Jugendliche** haben öfters und besseren Sex.
-

Diese Liste kann man (leider) ziemlich lange weiterführen. Ziemlich unfair, oder?

Und wir können gar nichts dagegen machen, denn die Wahrnehmung, das Unterscheiden von hübsch oder weniger-hübsch läuft unterbewusst, und dazu auch noch in Bruchteilen einer Sekunde: In einer Studie der Yale University wurden Versuchsteilnehmern schöne und unattraktive Gesichter für dreizehn Millisekunden gezeigt. 13 Millisekunden! Zum Vergleich: Der Wimpernschlag eines Menschen dauert ungefähr 20 Millisekunden. In dieser absurd kurzen Zeit konnten die Versuchsteilnehmer ein Gesicht kaum bewusst wahrnehmen. Die Probanden sagten sogar, sie hätten die Gesichter gar nicht richtig gesehen. Und doch konnten sie im Nachhinein sehr genau angeben, ob sie die gezeigte Person attraktiv fanden, oder nicht. Der Anblick eines schönen Menschen wirkt auf unser Gehirn ähnlich wie eine Droge. In einem Kernspintomografen kann man das sehr gut beobachten: Im sogenannten „Streifenkörper", einem Areal unseres Großhirnes, steckt das menschliche Belohnungszentrum. Es wird zum Beispiel aktiviert, wenn wir eine gute Nachricht erhalten, uns auf ein leckeres Essen freuen. Oder natürlich bei Drogenabhängigen - wenn sie sich ihren „Stoff" einpfeifen. Und eben auch, wenn wir einen schönen Menschen betrachten. Jetzt könnte man sagen, dass Schönheit ja wohl im Auge des Betrachters liegt. Manche finden kleine dünne Menschen attraktiv, andere große Blondinen mit tollen Kurven, und so weiter. Und ja klar, es stimmt absolut:

Schönheit ist überall und sie ist überall verschieden. Wäre da nur nicht die Sache mit dem Sex. Denn es ist so: Unser Gehirn möchte sich fortpflanzen. Und gibt uns deswegen vor, was wir anziehend empfinden. Schön ist im Regelfall, was mit unseren Genen gut kompatibel ist. Man kann dem Äußeren eines Menschen ansehen, ob er genügend von den richtigen Hormonen hat. Bei Männern ist das zum Beispiel Testosteron, das auf Frauen anziehend wirkt. Ein junger Kerl, der vor Testosteron strotzt, wird groß und muskulös, seine Schultern breit und sein Unterkiefer markant. Zack, finden die allermeisten ihn „hot". Bei Frauen dagegen sorgen Hormone dafür, dass sie zum Beispiel eine schlanke Taille bekommen und runde Kurven. Im Gesicht funkt das sogenannte „Kindchenschema" Jugendlichkeit und Fruchtbarkeit, kurz: Sexappeal. Runde, kindliche Gesichtszüge, große Augen, eine süße kleine Nase, volle Lippen. Und dagegen können wir uns nicht wehren, das ist reine Chemie. Das Gehirn gibt vor, was wir attraktiv / sexy / hot / hübsch finden, und was nicht. Und es beeinflusst massiv, wie mit attraktiv wirkenden Menschen umgegangen wird.

Übrigens: Wie das bei Homosexuellen zum Beispiel aussieht, ist bisher noch recht unerforscht. Was triggert mich, wenn Fortpflanzung gar keine Rolle spielt? Da wird die Wissenschaft in Zukunft die Gesetze der Schönheit noch genauer unter die Lupe nehmen müssen.

Warum erzähle ich das alles? Weil man schummeln kann. So einfach ist das. Und genau aus diesem Grund schreibe ich dieses Buch. Weil jeder seine eigene Attraktivität mit simplen Kniffen steigern kann. Und schummeln ist etwas durch und durch Tolles! Stell Dir vor, alle Menschen fänden nur noch blonde Menschen anziehend. Dann würden sich die allermeisten von uns morgen blond färben. Und schummeln ist oft ja auch noch richtig gesund! Wir putzen ja zum Beispiel nicht nur unsere Zähne, weil ein weißes Lächeln attraktiv wirkt, sondern weil miese Zahnhygiene unser Immunsystem und unser Herz schädigen kann (wegen der Bakterien, die sich dort festsetzen). Zähneputzen schlägt zwei Fliegen mit einer Klappe. Und wo fängt schummeln eigentlich an? Der Mann, der beim Workout regelmäßig Hanteln stemmt für breite Schultern und eine Heldenbrust, schummelt der nicht auch schon? Die Frau, die ihren grauen Haaransatz färbt, um jünger auszusehen? Puder, Lippenstift, im Grunde ist Parfüm ja auch schon schummeln, weil wir damit beeinflussen, wie wir auf andere wirken. Und der CEO, der sich Botox spritzen lässt, um weniger faltig zu wirken? Oder jeder

Kerl, der morgens seinen Bart rasiert, um sein Gesicht attraktiver zu machen? Wo fängt schummeln an? Und wer legt fest, wieviel Schummeln okay ist? Meine Meinung: Völlig wurscht, wo jeder seine persönliche rote Linie zieht, wieviel er bereit ist zu tricksen. In der Beautywelt von heute gibt es keine Tabus mehr! Denn jeder Griff in die Trickkiste ist Selbst-Optimierung. Man möchte dem eigenen Ideal, das man von sich hat, ein bisschen näherkommen.

Im Grunde hätte ich dieses Buch anders nennen können: Finde Dein bestes Ich! Und damit landen wir bei der Frage, die ich am Anfang des Kapitels gestellt habe: Kann man Gesichtscreme nicht einfach weglassen? Kann man schon. Völlig okay. Aber ich bin als Beauty-Junkie fest davon überzeugt, dass Beauty glücklich macht. Gesichtspflege ist ein essentieller Baustein, um attraktiver zu wirken - und sich dabei wohlzufühlen in seiner Haut. Wenn man es so betrachtet, ist Gesichtspflege wie Zähneputzen: Es macht gesund und hübsch. Jackpot! Aber all die Cremes, Seren und Lotionen, die da so verkauft werden, braucht man das alles? Meine Antwort lautet: Jein. Entscheidend ist, wie Deine Haut aussieht, wie sich anfühlt. Augenringe, Monsterpickel (und das auch noch kurz vor einem Date oder dem wichtigen Bewerbungsgespräch!), erweiterte Poren, müdes Aussehen … die wenigsten (die aller-aller-wenigsten) Menschen haben wirklich tolle Haut. Und für alle anderen macht Gesichtspflege das Leben einfach schöner. Und sie macht uns schöner in den Augen anderer.

Kapitel 2
DER PERFEKTE EINSTIEG
IN DEN TAG

Guten Morgen, gut geschlafen? Der Start ist aus Beauty-Sicht der wichtigste Moment des Tages. Okay, jeder der sich abends für ein Date oder eine Party schminkt, würde das erstmal anders sehen. Aber das ist genau der Clou von „Wunderschöner Haut": Umso besser Deine tägliche Beauty-Routine ist, desto schöner wird Deine Haut werden. Und dann brauchst Du auch zum Beispiel abends weniger Make-up, weniger Aufwand, weniger Zeit, um großartig auszusehen!
Aber bevor wir mit der Morgenroutine starten, treten wir doch kurz einen Schritt zurück und werfen einen Blick auf das große Ganze. Und, sagen wir es ehrlich: Kosmetik zu kaufen ist in den letzten Jahren etwas unübersichtlich geworden. Die Möglichkeiten sind schlichtweg überwältigend! Da stellt sich zum einen die Frage, wo man überhaupt shoppen möchte. In der Parfümerie, in der Apotheke oder online? Und wem kann man bei der Beratung eigentlich sein Vertrauen schenken? Influencern, Hollywood-Stars, Verkäufern am Counter, oder Hautärzten? Und wie viele Produkte brauche ich, zwischen Seren, Cremes, Bases und Fluids

... Und dennoch war es noch nie so leicht, perfekt auszusehen wie heute. Denn, das ist meine feste Überzeugung: „Weglassen" wird das nächste große Ding der Gesichtspflege werden. Also, lass uns Dinge weglassen! Oder anders gesagt, starten wir den Tag erst einmal ohne Hautpflege, mit dem, was Psychologen „Selbst-Management" nennen.

Denn es ist nun mal so, die Zeit morgens ist manchmal die Einzige, die uns allein gehört. Bevor der Job startet, bevor der Alltag uns überrollt, sind die Augenblicke, nachdem der Wecker klingelt ein kostbares Gut. Für die Laune, für die Gesundheit, und (jetzt alle im Chor:) für das gute Aussehen. Also sollte man diese Minuten voll auskosten, um frisch und schön in den Tag zu starten!

Ob man fit und fröhlich um 6 Uhr morgens aus dem Bett hüpft, oder morgens die Augen kaum aufbekommt, ist genetisch bedingt. Chronobiologen unterscheiden drei Gruppen:

1. die Lerchen, das sind alle Menschen, die von alleine sehr früh aufwachen und gleich top fit sind

2. den Normaltyp, der weder besonders früh noch spät aufstehen möchte

3. die Eulen, also alle Langschläfer und Morgenmuffel

Welchem Typus man angehört, bestimmt die eingebaute „innere Uhr" - und diese wird von Hirnimpulsen gesteuert, da kommt man kaum dagegen an. Doch egal, wie Deine Uhr so tickt, für uns alle gilt: Je entspannter der Tag startet, desto angenehmer wird er verlaufen, und desto besser wirst Du Dich fühlen, und auf andere wirken. Natürlich lässt sich jetzt die

Morgenroutine nicht endlos in die Länge ziehen, schön wär's. Irgendwann warten der Chef, die Kinder oder der / die Partner:in. Aber es lohnt sich, mal einen Blick auf die Gewohnheiten sehr erfolgreicher Menschen zu werfen, wie die so aus dem Bett und in den Tag kommen. Genau das ist mit „Selbst-Management" gemeint, die ersten Momente des Tages ganz bewusst für sich zu nutzen, und nicht vom Bett zum Kaffee in die Bahn zu stürmen. Und, das ist sehr interessant: Viele erfolgreiche Menschen, also Business-Helden, Selfmade-Millionäre und auch Models oder Schauspieler sagen oft das gleiche, wenn sie gefragt werden, wie sie den Tag beginnen. Hier ein paar Tricks, um den Moment nach dem Aufwachen optimal für sich zu nutzen.

Nie wieder den „Snooze"-Knopf drücken. Sorry! Der Tag beginnt für fast alle von uns mit dem Klingeln des Weckers. Ekelhaft, ich weiß. Aber man sollte der Versuchung widerstehen, nach dem ersten Alarm auf „Snooze" zu drücken und sich noch einmal umzudrehen. Wir glauben zwar, so ein paar Minuten mehr Schlaf zu ergattern, aber stattdessen verwirren wir unseren Körper und sind dann durch das Hin-und-Her zwischen Schlaf- und Wachzustand nur noch müder und unentspannter, als wir es gewesen wären, wenn wir sofort aufgestanden wären. Also ab jetzt: Wecker weit weg und nicht neben dem Kopfkissen aufstellen, und sich zwingen beim ersten Klingeln aufzustehen.

Das Handy ignorieren

Die meisten von uns machen es falsch: morgens schnell aufs Handy gucken, ob Nachrichten gekommen sind, was bei Insta so los ist, die News checken oder sogar die Mails, und noch schnell kontrollieren, welche Termine heute als erstes anstehen. Aber genau dieses Vernetzt-sein, die ständige Erreichbarkeit, die Flut an E-Mails, Nachrichten und Bildern führt dazu, dass uns tausend Dinge mehr einfallen, die wir noch erledigen müssen. Und das stresst uns unterbewusst, ob wir wollen oder nicht.

Den Wecker 10 Minuten früher stellen

Statt sofort hastig Richtung Kaffeemaschine zu sprinten, lohnt es sich dann erstmal wach zu werden. Dafür einfach den Wecker am Abend zuvor ein paar Minuten früher stellen als nötig. Und dann direkt nach dem Aufwachen ein simples Workout absolvieren, am allerbesten vor dem geöffneten Fenster. Acht bis zehnmal tief ein- und ausatmen flutet den Körper schon mal mit Sauerstoff. Atemzüge genügen, um Energie zu tanken. Dann kannst Du Dir zum Beispiel dieses einfache Stretch-Yoga angewöhnen. Denn ein Muskel, der auf seine optimale Länge gedehnt wird, kann sich besser mit Sauerstoff versorgen und Toxine auflösen. Außerdem wird die Wirbelsäule wieder von der nächtlichen Schlafpose geradegerückt, das sorgt für mehr Ausstrahlung und bessere Haltung, außerdem fördern gut gedehnte Muskeln und Knochen die Durchblutung, die morgens oft nur schleppend in Gang kommt. So geht's:

1. Stell die Füße hüftbreit nebeneinander, der Oberkörper ist aufgerichtet, die Bauchmuskulatur spannst Du leicht an. Dann kreise langsam mit dem Kopf. Fünfmal im Uhrzeigersinn, dann fünfmal in die andere Richtung.

2. Schau gerade aus und lass das Kinn zur Brust sinken, die Wirbelsäule bildet einen „Katzenbuckel" Richtung Decke. Richte Dich dann langsam aufrecht, rolle Dich sozusagen Wirbel für Wirbel auf.

3. Dann die Arme zur Decke ausstrecken, und stelle Dir vor Du würdest eine Leiter hinaufklettern. Abwechselnd streckt sich eine Hand zur Decke, dann wieder die andere, als würdest Du Sprossen ergreifen. Nun mit beiden Armen nach oben gestreckt den Oberkörper langsam nach vorne beugen, den Bauchnabel fest Richtung Wirbelsäule anziehen. Die Beine bleiben gestreckt, nun senk den Oberkörper weiter nach unten, bis der Kopf zwischen den Knien ankommt. Versuche dabei, den Rücken gerade zu halten, so gut es geht (das wird mit der Zeit einfacher, versprochen!) Bleibe ein paar Minuten in dieser Pose „hängen" und entspanne. Dabei sollte keinerlei Spannung in den armen oder im Nacken entstehen, Du baumelst einfach nur nach unten und schaltest den Kopf auf „Null". Versuche einfach, man gar nichts zu denken. Manchmal hilft es, wenn man von 10 rückwärts zählt, um das Denken abzulenken. Wenn Dir doch ein Gedanke in den Kopf schießt, musst Du wieder bei 10 anfangen. Du wirst sehen: Das ist am Anfang wirklich schwierig, keinen Gedanken zuzulassen, aber mit Übung wird das immer leichter.

Das ist eine sehr effektive, aber simple Art der Morgenmeditation.

4. Dann richtest Du Dich langsam wieder auf, indem Du jeden Teil Deines Körpers nacheinander aufrollst. Erst das Becken, dann die Lenden, nun den Rücken und zuletzt die Halswirbel.

Einen Kneip-Espresso probieren

Der Name klingt verlockender als es ist, aber der Effekt ist umschmeißend: Der Guru der Behandlung des Körpers mit Wasser, der Hydrotherapeut Sebastian Kneipp wendete diesen simplen Aufwach-Kick schon im 19. Jahrhundert an: Ein Waschbecken mit kühlem Wasser füllen (12-18 Grad), und langsam die Arme eintauchen. Etwa eine halbe Minute so bleiben und anschließend das Wasser sanft abstreichen. So wischt man noch den Rest Müdigkeit einfach weg, die Durchblutung des Herzmuskels wird gefördert und der Stoffwechsel angeregt.

Das Bett „machen" Klingt albern, ist aber effektiv: Dann die Kopfkissen aufschütteln, und die Bettdecke ordentlich zurechtlegen. Warum? Weil, so sagen Psychologen, man mit diesem kleinen Ritual das erste To-Do des Tages schon mal erledigt hat. Das Gehirn registriert, dass man etwas abgehakt hat, und das Belohnungssystem kickt. Man startet zufriedener in das, was der Tag so bringen wird.

Tagebuch schreiben

Ich gebe zu, dieser Teil Deiner neuen Morgen-Routine nach dem Aufwachen ist der Lästigste. Oder zumindest der, der am Anfang erst mal nerven wird. Aber es lohnt sich, durchzuhalten! So gut wie alle Top-Performer, also erfolgreiche Menschen, die viel leisten, sagen, sie lieben und leben dieses Ritual. Nennen wir es das „Dankbarkeits"- oder Morgen-Tagebuch. Dafür musst Du Dir jeden Morgen (und ja, wirklich jeden Morgen!) einen Augenblick Zeit nehmen, um Dinge zu notieren, für die Du dankbar bist.

Ich erklär das mal kurz, sonst verwirfst Du die Idee nach ein paar Versuchen wieder. Die meisten Menschen haben ein Fokusproblem. Wir fühlen uns ungeliebt, erfolglos, schlapp. Weil wir uns zu viel mit anderen vergleichen!

„Das Vergleichen ist das Ende des Glücks und der Anfang der Unzufriedenheit"
(Søren Kierkegaard, dänischer Philosoph, 1813-1855)

Und Kierkegaard hatte sowas von recht! Was soll dieses ständige mit-anderen-messen? Es wird immer jemanden geben, der schlauer, erfolgreicher, reicher oder schöner ist. Dagegen kann man nichts machen. Der Besitzer einer zehn-Meter-Yacht schaut im Hafen von Monaco neidisch auf die zwanzig-Meter-Yacht neben ihm. Zugegeben, jeden Tag passiert irgendetwas, das nicht so toll ist, schon klar. Aber irgendwann rechnet unser Gehirn quasi 24/7 mit dem Schlimmsten - und das, was gut läuft, wird ausgeblendet. „Katastrophisches Denken" nennt man das. Abends liegt man dann wieder im Bett, völlig gerädert und denkt sich: Der Tag war wieder für die Tonne. Probleme, Sorgen, Wut, Neid drängeln sich konstant in den Fokus unserer Gedanken. Und diesen Kreislauf muss (und kann) man durchbrechen. Indem man sich alles Gute und Schöne notiert, was so passiert. Dadurch soll der Fokus auf die erfreulichen Dinge gelenkt werden, die sonst im Strom des Alltags leider untergehen.

Ein netter Nebeneffekt ist, dass man seine miese Laune an schlechten Tagen boosten kann, indem man durch sein Tagebuch blättert und merkt, wie gut man es doch eigentlich hat. Und genau das ist die Lehre der „positiven Psychologie": Dass man wieder lernt, sich über kleine Dinge zu freuen, die man sonst schnell wieder vergessen hätte. Ein Lob vom Chef, ein netter Lunch mit der Kollegin, wie glücklich man beim Spaziergang in der Sonne war, oder das Lachen mit der Freundin am Telefon …

Für den Anfang hier mal eine Vorlage, wie so ein Tagebuch aussehen kann, das man jeden Morgen ausfüllen soll:

TAG: _____

DATUM: _____

UHRZEIT: _____

--

ICH BIN HEUTE MORGEN DANKBAR FÜR:

1: _____

2: _____

3: _____

WAS MACHT MEINEN TAG HEUTE ZU ETWAS BESONDEREM?

_____

WAS SIND DIE 3 DINGE, UM DIE ICH MICH HEUTE KÜMMERN

MÖCHTE?"

1: _____

2: _____

3: _____

Positive Selbstbekräfitgung (Affirmation) Hier darfst Du nur tolle,

positive dinge reinschreiben:

Ich bin ...

Heute werde ich mich fühlen wie ...

Welchen 3 Themen möchte ich heute Zeit schenken?

1.

2.

3.

Woran werde ich heute Abend erkennen, dass das jeweilige Thema

weiter gekommen ist?

1.

2.

3.

Frage C: Wie werde ich mich dann fühlen?

Wer dieses Tagebuch für sich alleine, „heimlich" füllt, wird auf Dauer eine bessere Einstellung bekommen, und fröhlicher durch den Tag hüpfen. Wozu das Ganze? Klar: Und wer sich gut fühlt, wirkt auf andere attraktiver. So einfach ist das. So abgedroschen der Spruch auch klingt. Gute Laune wirkt ansteckend. Forscher der Universität in Bern haben sogar herausgefunden, dass die Attraktivität einer Person messbar (!) wächst, je breiter ihr Lächeln ist. Und ganz nebenbei: Durch mehr Selbstvertrauen und positive Power wirst Du mutiger, selbstbewusster werden. Und auch das ist in Sachen Beauty eine Superkraft: Forscher der University of Southern California konnten belegen, dass Mut schön macht! **Wer Risiken eingeht, wurde von Testkandidaten der Untersuchung als „super sexy" eingestuft.** Ich meine, hey, wer will denn bitte nicht super sexy sein?!

Und für all das haben wir gerade mal zehn Minuten des Tages bisher gebraucht, keinen Cent ausgegeben und sind nicht mal ins Schwitzen gekommen. Ich sage ja:

„Beauty ist nichts, was viel Geld kostet oder enormen Aufwand. Das wichtigste um großartig und attraktiv auf andere zu wirken, steckt alles schon in Dir."

Wir müssen Dein gutes Aussehen vielleicht nur noch ein bisschen aufpolieren. Deswegen legen wir jetzt los mit den hard facts am Morgen. Ab ins' Badezimmer!

Richtig Duschen

Lach nicht, viele machen es tatsächlich falsch … und wissen es nicht einmal! Zu heiß, zu lang, zu oft? So geht's richtig:

Wer nicht morgens kalt duscht, um in Fahrt zu kommen, mag wahrscheinlich lange, schön warme Duschen. Oder (wie ich!) sogar ein heißes Wannenbad. Kann man machen, aber salopp gesagt: Genau so wird Leder hergestellt. Im Ernst, das heiße Nass raubt der Haut die wichtige Feuchtigkeit und noch schlimmer: Es entfernt den natürlichen schützenden Fettfilm, der wie eine Versiegelungsschicht auf der Haut liegt. Diese Schicht aus natürlichen Barriere-Lipiden, Ceramiden, Cho-lesterol und freien Fettsäuren nimmt man erstmal im normalen Leben gar nicht wahr, bis sie auf Dauer nachhaltig beschädigt ist. Denn ihre Aufgabe ist es, Keime und Bakterien von außen fernzuhalten, und die Feuchtigkeit in der Haut festzuhalten, damit sie nicht im Laufe des Tages verdampft. Und genau diesen Schutzmantel zerstört das lange heiße Duschen oder Baden. Noch schlimmer, wenn man sich mit schäumenden, duftenden Duschgels von oben bis unten abseift. So schrubbt man den Schutzfilm endgültig kaputt. Das ist erstmal schon okay, der Film bildet sich normalerweise wieder nach, aber auf Dauer zerschießt man sich diese Schutzfunktion des Körpers irgendwann. Dann wird die Haut sensibel, rötet sich, juckt … und es kostet viel Aufwand und medizinische Hilfe, um das

Problem dann wieder in den Griff zu bekommen. Also schont Eure Haut lieber jeden Tag. Einfach etwas kühler duschen, nicht länger als fünf Minuten und sparsam mit Waschgel & Co sein. An den Armen und Beinen zum Beispiel kann die Haut Feuchtigkeit eh nicht so gut speichern. **Es reicht völlig, den Oberkörper einzuseifen und die Gliedmaßen nur mit Wasser abzuspülen.** Minimalisten sagen sogar, ihnen reicht eine Katzenwäsche mit einem Stück haut-freundlicher, also pH-schonender Seife am Waschbecken, und dafür nur jeden zweiten Tag eine richtige Dusche.

Übrigens ist es auch nicht egal, ob man morgens oder abends duscht! Forscher der Yale School of Medicine sagen, dass die morgendliche Dusche so entspannend wirkt wie **eine Kurz-Meditation**: Sie verringert nämlich gleich mal zum Start in den Tag die Ausschüttung des Stress-Hormons. Und das kommt ebenfalls der Schönheit zugute, denn Entzündungen wird ein bisschen vorgebeugt. Und nicht nur Pickel oder Hautstörungen entstehen durch entzündliche Vorgänge. Im Grunde ist das Altern an sich eine einzige Entzündung. Inflammation nennen das die Amerikaner.

Allerdings, egal ob morgens oder abends, feststeht: Einmal am Tag reicht! Denn wer morgens UND abends duscht, überfordert seine Haut. Da kommt wieder der oben erwähnte natürliche Schutzmantel ins Spiel, den man schlichtweg mit wegspült. Außerdem trocknet das kalkhaltige Duschwasser die Haut zusätzlich aus. Also nur einmal am Tag. Aber was ist dann mit dem Fitness-Center? Wenn man morgens duscht, und am frühen

Abend im Gym schwitzt? Dann die Haut gegebenenfalls nur kurz kühl mit reinem Wasser abspülen. Das reicht völlig. Von irgendwelchen pinkfarbenen Chemiekeulen, die kostenlos in den meisten Gym-Duschen in praktischen XXL-Spendern an der Wand hängen, sollte man sowieso immer die Finger lassen. Nochmal der natürliche Schutzfilm der Haut: **Wer sich ordentlich mit Duschgel einschäumt, spült die Schutzbarriere erstmal weg. Und der Körper braucht circa zwei Stunden, um den Schutzfilm wieder neu zu bilden.** Heißt: direkt nach dem Duschen ist die Haut sperrangelweit offen für Bakterien und Pilze. Und diesen Moment will man doch eigentlich nicht gerade in einer öffentlichen Dusche erleben, wo sich alle möglichen Keime und Pilze tummeln, oder?

Das Gesicht reinigen - und zwar richtig!

Ich habe ja gesagt, ich bin ein Fan des „Weglassens". Das gilt zum Beispiel auch bei der Morgen-Routine. Dass es abends essentiell ist, das Gesicht gründlich zu reinigen, ist wahrscheinlich den allermeisten von uns klar. Um Schmutz, Talg, Make-up oder was sich sonst noch alles den Tag über auf der Haut niedergelassen hat, abzuwaschen. Denn all diese Partikel können oxidative Schäden, Entzündungen und Pickel verursachen ... und tragen obendrein noch zu Kollagenabbau und schließlich vermehrter Faltenbildung bei. Aber morgens? Wenn die Haut außer Schlaf eigentlich nichts abbekommen hat? Auch dann sollte man sein Gesicht reinigen, allerdings so pur und minimalistisch wie ein Holzfäller in den Rocky Mountains.

Da kommt noch einmal die Schutzschicht der Haut ins Spiel, die ich hier schon ein paarmal erwähnt habe: Unsere Haut arbeitet nämlich die ganze Nacht hart daran, diese natürliche Barriere aufzubauen, während wir schlummern. Stundenlang laufen großartige repair-programme ab, und die natürlichen Öle, die unser Körper während dieser Nachtschicht produziert, sind wichtig für unsere Haut, sie bilden eine erste Abwehrbarriere für die äußeren Faktoren des nächsten Tages. Aber in der nächtlichen Regenerationsphase werden auch Giftstoffe ausgeschieden, die erstmal auf dem Gesicht liegen bleiben. Die richtige Formel am Morgen muss also lauten: Die Haut so sanft und schonend wie möglich erfrischen und reinigen, den Schutzmantel aber intakt lassen. Damit das klappt, kann man - entgegen vieler Meinungen, die ich immer wieder höre - das Gesicht unter der Dusche gleich mit reinigen. **Heißt: Mit lauwarmem Wasser abspülen. Und nein, nicht gleich mit Shampoo oder Seife oder Duschgel abschrubbeln, sondern nur mit klarem Nass.** Der warme Wasserdampf erleichtert - ganz ohne Peeling - eine Tiefenreinigung. Dazu noch mit den Fingerkuppen das Gesicht leicht massieren, so wird die Durchblutung angeregt. Wichtig ist aber wie gesagt, dass keine Seife oder Shampoo den Spaß trüben. Selbst, bei unreiner Haut sollte man die Finger von Reinigungsmitteln lassen. Gerade sogenannte „klärenden", anti-bakteriellen Reinigungen mit Säure, Tensiden oder Alkohol zerstören den schützenden „Hydrolipidfilm" der Haut. Sie greifen kurz gesagt nicht nur „böse" Bakterien an, sondern auch die guten, die wir für eine gesunde Hautflora durchaus brauchen. Fies, nicht wahr? Man denkt, man bekämpft unreine Haut mit scharfen Mittelchen - und sabotiert dabei doch nur nachhaltig die eigene Abwehrkraft des Teints. Genauso falsch sind häufige Peelings am Morgen, oder - sorry to say - elektrische Putzhilfen, die mechanisch die Haut mit rotierenden Bürstenköpfen abschrubben. Mechanische Peelings können sogar mikroskopisch-kleine Rissen verursachen, die das Risiko einer allergischen Reaktion oder von unangenehmen Hautreizungen erhöhen.

Im Grunde kann man sich das vorstellen, wie die Reinigung eines Kochtopfs. Eingebranntes und Krustiges kriegt man am besten weg, wenn man mit Seife und Stahlschwamm drauf herumkratzt. Nur ist die Haut so unendlich viel dünner, zarter und empfindlicher als ein Kochtopf. Wer sein Gesicht morgens falsch im Sinne von zu aggressiv reinigt, kann die natürliche Abwehrbarriere zerstören. Dann wird sie den Rest des Tages damit verbringen, sie wieder aufzubauen, indem sie mehr Talg produziert. Gerade fettige, glänzende Haut wird erleben: Aggressive Reinigungsmittel, heißes Wasser oder trocken-rubbeln mit dem Handtuch führt nur dazu, dass die Haut noch schneller wieder noch mehr fettet. Und trockene, gerötete, sensible Haut wird noch mehr spannen, jucken, sich schuppen. Wer nicht ganz auf Reinigungshelfer verzichten möchte, kann beispielsweise mal ein Reinigungsöl probieren. Sie stören unsere natürliche Hautbarriere weniger. Allerdings, Vorsicht: Produkte mit ätherischen Ölen können wiederum zu stark reizen, wie zum Beispiel Teebaumöl oder Pfefferminzöl.

Und dann das Abtrocknen: Statt einem Peeling kann man sein Gesicht mit einem frisch gewaschenen Handtuch vorsichtig abstreifen. Das reicht völlig, und ersetzt jedes Peeling. Abstreifen heißt: NICHT SCHRUBBEN! :-) Wirklich nur sanft über das Gesicht gleiten, nur an unreinen Stellen etwas mehr Druck ausüben, wie im Nasenflügel. Es sollte aber nie mehr Kraft ausgeübt werden, als würde man Staub von einer wertvollen Antiquität wischen. Das Handtuch dann sofort in die Wäsche werfen und am besten mit anti-bakteriellem Waschmittel waschen, sonst sammeln sich im Frottee Bakterien, Hefe oder Pilze, die man sich beim nächsten Mal auf die Haut schmiert.

Ein letztes Wort noch zur Gesichtsreinigung: Egal wann, egal wie … Bitte immer vorher gründlich die Hände waschen! Ein Bakteriologe würde jetzt sagen: Auch wenn sie sauber aussehen, sie sind es nicht.

„Jeder Mensch trägt einen Zauber im
Gesicht. Irgendeinem gefällt er."
(Friedrich Hebbel, deutscher Lyriker, 1813 – 1863)

Kapitel 3:
WELCHE PFLEGE IST
DIE RICHTIGE FÜR MICH?

Salopp gesagt, teilt sich die Gesellschaft in drei Gruppen: Die erste und recht kleine Gruppe, das ist die Handvoll Menschen, die von sich sagen, sie kennen ihren Hauttyp und pflegen sich richtig.

Der größte Anteil aller Menschen sind all diejenigen, denen ihr Hauttyp völlig Wurscht ist, oder die sich schlichtweg falsch einschätzen. Die dann aber oft Besuch bekommen von Mitessern, Pickeln, trockener oder sich schuppender Haut, Rötungen, und solchen Störenfrieden - und natürlich zu früh zu viele Falten.

Und dann gibt es noch die „lucky fews": Ganz, ganz wenige Menschen, die in der genetischen Lotterie einfach den Jackpot gezogen haben, und immer super toll aussehen und sich immer super toll in ihrer Haut fühlen, ohne etwas dafür zu tun.

Ich habe früher hin und wieder als Berater in einer Parfümerie gearbeitet - immer mal wieder nur einen Tag im Jahr - um in Kontakt mit *echten* Beauty-Kunden zu kommen. Ich wollte persönlich und live erleben, was und wie Menschen Kosmetik shoppen, was sie bewegt, was sie interessiert. Und ich werde nie diesen einen

Augenblick vergessen, als eine wunderschöne Frau, elegant und hinreißend gestylt, in den store kam und mich ansprach. Heute sei ihr Geburtstag, sie sei 60 geworden, und da dachte sie, zu diesem Anlass heute gönne sie sich mal etwas. Sie wollte zum ersten Mal in ihrem Leben geschminkt werden, nur so zum Spaß. Ich war ehrlich baff. Erstens sah sie keine Spur aus wie sechzig, sondern viel jünger. Und wie konnte es sein, dass diese Frau mit der Aura eines Supermodels, mit perfekt geschwungenen Lippen wie für Lippenstift modelliert, und hohen Wangen, die von Natur aus wirkten, wie mit zartem pfirsich-farbenem Rouge konturiert … diese Frau hatte sich noch nie geschminkt? Das war eine dieser „lucky fews", ein genetischer Glücksfall. Aber selbst sie hat den Laden verlassen mit einer Tüte voller Pröbchen, die sie unbedingt zuhause testen wollte, und vor allem mit einem roten Chanel-Lippenstift, der sie zum Staunen gebracht hatte. Mit begeisterten Augen stand sie lange vor dem Spiegel und bewunderte den Effekt, den so eine Kleinigkeit wie ein bisschen lipstick auf ihr Gesicht zauberte … na gut, und etwas Concealer, um ehrlich zu sein. Und Mascara. Aber was ich damit sagen will: Egal zu welcher Kategorie Du gehörst, ob lucky few oder Problemhaut, oder der Normaltyp irgendwo dazwischen … **Beauty kann Dich glücklich machen. Wenn Du sie richtig einsetzt**.

Denn, damit komme ich auf die eingangs angesprochenen Hauttypen zurück. So wie eine Lippenstiftfarbe gut zu Deinem Look, Deinem Teint und Deinen Haaren passen muss, so muss die Gesichtspflege auf Deine Hautbedürfnisse, auf Deine aktuelle „Haut-

Laune" abgestimmt sein. Denn ja, so etwas gibt es: tage, an denen die Haut zickiger als sonst ist, oder morgenmuffelig den ganzen Tag nur müde und grau aussieht. Haut verändert sich ununterbrochen. Und kann auch mal launische Tage haben. Wer sein Gesicht aber mit der richtigen Dosis exakt passender Wirkstoffe und dem idealen Verhältnis von Fett und Feuchtigkeit pflegt, dazu Vitamine und Mineralstoffe von innen beisteuert, und sich proaktiv um eine entspannte, positive, psychische Verfassung kümmert … der wird staunen, wie viel schöner er sein eigenes Spiegel-Ich finden wird. Und das allerbeste: Ganzheitliche Beauty ist eine Investition in die Zukunft! Denn wer sich heute richtig (und richtig gut!) pflegt, wird an seinem sechzigsten Geburtstag umschmeißend gut aussehen.

„Die Natur schenkt uns
das Gesicht, das wir
mit zwanzig haben.
Das Leben formt das Gesicht,
das mir mit dreißig kriegen.
Aber das Gesicht,
das wir mit fünfzig haben wollen,
das müssen wir uns selbst verdienen."
(Coco Chanel, französische Mode-Designerin, 1883-1971)

Wenn Du Lust hast, kannst Du ja mal das nun folgende kleine Quiz mit mir spielen. Ein paar Fragen, die einen ungefähren Eindruck geben, welchen grundlegenden Hauttyp Du hast. Allerdings ist das wirklich nur eine Richtung. In Wirklichkeit hat man nicht den einen Hauttyp. Sondern er ändert sich im Laufe des Jahres: Im Winter trocknet der Mix aus Heizungsluft drinnen und klirrender Kälte draußen ihn aus. Im Sommer an heißen Tagen wird er vielleicht etwas fettiger, und gleichzeitig von der Sonne gereizt. In Stressphasen wird er zickiger, nach einem durchfeierten Wochenende wird er sensibel, und so weiter ... aber eine kleine Wissens-Grundlage sollte Dir helfen, mal zu checken, wo Du hautmäßig geradestehst. Anleitung: Beantworte die Fragen schnell, ohne groß nachzudenken, und notiere die Punktzahl neben der Antwort. Los geht's:

A.
Wenn Du morgens nach dem Aufstehen ungeschminkt in den Spiegel blickst, wie sieht deine Gesichtshaut aus?

Feine Poren, rosige Haut (1 Punkt)

Rötlich und definitiv trocken, fast schon rau an manchen Stellen (0 Punkte)

Teilweise ölig, teilweise aber auch trocken, und ein bisschen fahl (2 Punkte)

Glänzender Teint, der unrein wirkt (3 Punkte)

B.
Und wie steht es mit Unreinheiten?

Kommen bei mir so gut wie nie vor (1 Punkt)

Ab und zu habe ich mal einen kleinen Pickel, meistens wenn ich gestresst bin (2 Punkte)

Ich habe fast immer ein paar Mitesser und selten mal auch richtige Pickel (3 Punkte)

Klar hab ich Pickel. Eigentlich ständig. Vor allem auf der Stirn oder dem Kinn (4 Punkte)

C.
Machen wir den Papiertest:
Drücke für ein, zwei Sekunden ein ganz normales weißes Blatt Schreibpapier auf Dein ungeschminktes Gesicht. Was siehst Du danach auf dem Papier?

Das Blatt sieht aus wie vorher (0 Punkte)

Nicht viel. Nur wo Stirn, Nase oder Kinn waren, sind leichte Rückstände (2 Punkte)

Es sind fettige Rückstände über das ganz Blatt verteilt (4 Punkte)

D.
Was „nervt" Dich manchmal an Deiner Haut?

Der fettige Glanz, vor allem in der „T-Zone", also auf Stirn, Nase und Kinn (4 Punkte)

Raue, schuppige Stellen (0 Punkte)

Ich bin eigentlich ganz zufrieden (2 Punkt)

Wenn Rötungen auftreten, etwa bei Sonne, Kälte, oder nach scharfem Essen (1 Punkte)

E.
Wie fühlt sich Deine Haut normalerweise an?

Weich und glatt (2 Punkte)

An sich glatt, aber mit vielen Unebenheiten (4 Punkte)

Trocken, an manchen Stellen sogar richtig rau (0 Punkte)

F.
Draußen Minusgrade, drinnen bullert die Heizung: Wie reagiert Deine Haut im Winter?

Mag sie gar nicht: Sie ist irritiert und gerötet (1 Punkte)

Ich merke keinen Unterschied zum Sommer (2 Punkte)

Ich muss sie oft eincremen, sonst juckt sie (0 Punkte)

G.
Wenn ich mal eine reichhaltige, fettige Creme ausprobiere …
… zieht sie angenehm schnell ein (0 Punkt)

… liegt sie wie öliger Film auf der Haut und ich möchte am liebsten gleich wieder mein Gesicht waschen (3 Punkte)

Das würde ich gar nicht erst probieren, denn meine Haut mag keine Experimente (1 Punkt)

Nun zähle einfach die Punkte zusammen und schau unten, wo herauskommt. Aber Achtung, das ist nur ein sehr ungefährer Test, verlässlich und 100 Prozent korrekt kann Dein Hautarzt Deinen Hauttyp bestimmen.
Die Auflösung steht auf den nächsten Seiten …

1 - 4 Punkte

Wahrscheinlich: Trockene Haut

Bei trockener Haut (Xerodermie) unterscheiden Mediziner zwischen zwei Typen: die trockene fettarme Haut, und die trockene feuchtigkeitsarme Haut.

Bei fettarmer Haut ist eine zu schwache Talgproduktion die Ursache. Die Haut schützt sich selber zu wenig. Bei der feuchtigkeitsarmen Haut fehlt es an Wasserbindungsvermögen, das heißt die Haut kann Feuchtigkeit nicht ausreichend gut speichern. Schuld sind äußere Einflüsse wie trockene Heizungsluft, Alkohol- und Zigarettenkonsum, aber auch hormonelle Veränderungen und falsche Ernährung (siehe Kapitel „Skin Food")

Merkmale:
- Spannungsgefühl
- Spröde Partien, manchmal sogar rissige Stellen!
- Leicht schuppiger Teint
- Unangenehmer Juckreiz

Das ist gut für Dich: Der Haut Fett UND Feuchtigkeit zuzuführen, die Hautbarriere zu stärken und so den Feuchtigkeitsverlust zu minimieren. Setzte auf reichhaltige Cremes speziell für trockene Haut, mit wertvollen Pflanzenölen, die in ihrer Fett-zusammensetzung den Hautfetten ähneln. Dazu Stoffe, um Feuchtigkeit in der Haut zu binden: Glycerin oder Hyaluronsäure, bei sehr trockener Haut Urea (Harnstoff), das besonders gut Wasser speichern kann, und Niacinamid (Vitamin B3) das die Hautbarriere stärkt. Und immer dran denken: Reine Fettcremes oder

Gesichtsöle sind toll, werden Dir aber nicht ausreichen, da Du beides brauchst - Fett und Feuchtigkeit.

„Find your Glow!"
Die besten Tipps & Tricks für trockene Haut - Finger weg von Reinigungsprodukten, die Alkohol enthalten! Vor allem beim Toner darauf achten, dass er stattdessen pflegende Komponenten enthält, wie Aloe Vera.

- Das Gesicht nur abends richtig reinigen, um Schmutz oder Make-up vom Tag zu entfernen. Am besten mit einer rückfettenden Reinigungsmilch. - Gesichtsöl, zum Beispiel mit Jojoba-Extrakt, sorgen für ein herrliches Glow-Gefühl. Einfach morgens 1-2 Tropfen nach der normalen Pflege auf die Wangen auftragen. - Vitaminmangel verstärkt die „Probleme" trockener Haut. Deswegen gehören auf den Speiseplan viel Fisch mit Vitamin A, und Nüsse, die voller Vitamin E stecken und den Feuchtigkeitsverlust des Teints verringern können. - Intensive Feuchtigkeitsmasken darf man ruhig ein paar mal die Woche auftragen. Wichtig ist wirklich reichhaltige Pflegestoffe zu wählen, am besten in herrlich weichen Fleece-Stoffen, die man 10 Minuten einwirken lässt. Keine Peel-off oder fest trocknenden Masken verwenden! - Im Winter braucht Deine Haut etwas mehr Zuwendung, wenn die trockene Heizungsluft oder gar der offene Kamin den Teint zusätzlich austrocknen. Unsexy aber effektiv sind Luftbefeuchter am Schreibtisch. Aber auch eine Schale mit Wasser auf der Heizung bringt in kleinen Räumen, etwa dem Einzelbüro, Linderung.

5 - 8 Punkte
Wahrscheinlich: Empfindliche Haut

Wahrscheinlich neigst Du manchmal zu Rötungen, Spannungsgefühl oder Irritationen, stimmt's? Das ist das Los sensibler Haut. Sie reagiert schnell gereizt auf äußere Einflüsse, etwa Sonne, Kälte oder Heizungsluft. Aber ihr setzen auch Stress oder falsche Kosmetikprodukte zu (vor allem die mit Duft- und Konservierungsstoffen). Dein Hautbild erscheint manchmal etwas fleckig und gerötet. Ziel Deiner Pflegeroutine sollte es sein, die Haut zu beruhigen, ihre natürliche Schutzbarriere und Selbstheilungskräfte zu stärken - und natürlich einen weiten Bogen zu machen um alles, was sie noch weiter stressen könnte.

Merkmale:
- Sichtbare Anzeichen wie Rötung („Erythem") oder sogar manchmal richtiger Ausschlag
- Schuppiger, rauer Teint
- Unangenehme Empfindungen wie Juckreiz, Spannungsgefühl oder sogar „Brennen"

Das ist gut für Dich: Pure, reine Pflege ohne belastende Zusätze. Also eine Creme mit möglichst wenig Inhaltsstoffen - und ohne potentielle Reiz-Auslöser wie Emulgatoren, Duftstoffen, Säuren und kräftigen Anti-Age Wirkstoffen (z.B. Vitamin C oder Retinol). Statt das Gesicht oft zu waschen, könntest Du ja mal Mizellenwasser ausprobieren, das besonders sanft reinigt. Denn: Schon kalkhaltiges Wasser aus der Leitung kann sensible Haut reizen!

„Calm down and shine!" Die besten Tipps & Tricks für empfindliche Haut

- Sensiblem Teint hilft man am allerbesten, wenn man gründlich ausmistet. Raus mit allen Produkten, die Konservierungsstoffe, Alkohol, synthetische Duftstoffe oder ätherische Öle enthalten. Übrigens: Naturkosmetik ist eine feine Sache, und sicherlich Geschmacksfrage. Aber auf der sicheren Seite ist man auch hier nicht: Denn auch rein natürliche Stoffe können Allergien auslösen. Also am besten wirklich auf „Clean Beauty" setzen, umso kürzer die INCI-Liste (Angabe der Inhaltsstoffe, "International Nomenclature of Cosmetic Ingredients") ist, desto besser. - Lose Hautschuppen stören optisch manchmal, lassen die Haut schuppig aussehen. Ein Scrub, oder abrubbeln mit dem Handtuch macht aber alles nur noch schlimmer. Besser: Ein sanftes Enzym-Peeling, das ganz ohne mechanisches Schrubben auskommt. - Kleines Hausmittel, wenn die Haut mal SOS-Hilfe braucht ist schwarzer Tee. Er enthält Gerbstoffe, die Bakterien bekämpfen, die Wundheilung beschleunigen und gereizte Haut beruhigen. Einfach etwas losen Tee (keine Teebeutel!) Zehn Minuten lang ziehen lassen und dann sofort im Kühlschrank abkühlen. Anschließend Kompressen aus der Apotheke damit tränken und wie eine Gesichtsmaske auflegen (besser keine Handtücher verwenden, die können Bakterien enthalten und man kriegt sie schlichtweg nie wieder sauber). - Jeden (!!!) Tag mineralischen Sonnenschutz auftragen.

9 - 15 Punkte
Wahrscheinlich: Normale Haut

Normal sein? Wie langweilig! Stimmt schon. Aber wenn wir über Hautgesundheit sprechen, ist „normal" ziemlich cool, denn normale Haut ist besonders unkompliziert zu pflegen. In der Dermatologie steht „normal" für ein ausgeglichenes Hautbild, rundum glücklich und gesund („Eudermie"), also weder fettig noch trocken, aber zart, feinporig und unempfindlich gegen Umwelteinflüsse.

Merkmale:
• elastische, widerstandsfähige Haut
• Glatt und gleichmäßig
• Keine Unreinheiten
• Frischer, rosiger Teint ohne Spannungsgefühle

Das ist gut für Dich: Eine Pflegecreme für normale Haut mit viiiiel Feuchtigkeit, zum Beispiel Glycerin oder Hyaluronsäure. Dann noch einen mineralischen Lichtschutz für den Tag auftragen, damit die UV-Strahlung kein vorzeitiges Altern auslöst, und fertig ist Dein Beauty-Ritual für die nächsten Jahre. Herrlich. und - bei Tagescremes - gern mit Lichtschutzfilter als Anti-Age-Vorsorge.

„Be happy ... and healthy" Die besten Tipps & Tricks für normale Haut - Du musst eigentlich nichts groß beachten, kannst dich einfach freuen, dass Deine Haut im Normalfall nicht rumzickt. Aber ab und an könntest Du ihr eine Gesichtsmassage gönnen. Einfach das frisch gereinigte Gesicht mit einer seidigen, reichhaltigen Creme drei Minuten lang in Kreisen massieren. Das pusht die Durchblutung, spendet viele Pflegestoffe und sorgt für natürlich pralle, schöne Haut den ganzen Tag. Anschließend alle Creme-Reste mit einem Papiertuch abwischen, fertig!   - Versuche, etwas Hautpflege in Deine Ernährung zu integrieren. Vitamin A fördert die Bildung elastischer Fasern (Brokkoli, Spinat!), Vitamin C und E wirken straffend auf das Bindegewebe (frisches Obst und Gemüse!)   - Studien besagen zwar mittlerweile, dass Koffein dem Körper eigentlich gar nicht so viel Wasser entzieht, vor allem wenn man an Kaffee gewöhnt ist. Aber jede Tasse wirkt trotzdem stark säurebildend, und das wirkt sich auf das Verdauungssystem und somit auch schlecht auf die Haut aus. Generell kann man - der Gesundheit und der Schönheit wegen - darauf achten, weniger zu übersäuern.

- Sport treiben! Durch körperliche Ertüchtigung - vor allem an der frischen Luft - wird das Blut schneller durch den Körper gepumpt. Die Sauerstoff-Versorgung des Teints wird verbessert. Wer viele Hülsenfrüchte und grünes Gemüse isst, unterstützt die roten Blutkörperchen mit Eisen, denn die sind zuständig für den Sauerstofftransport.

16 - 24 Punkte
Wahrscheinlich: Fettige Haut

Betroffene „leiden" meistens unter Mitessern, Pickeln und Unreinheiten. Und natürlich nervig-fettigem Hautglanz. Durch die schwächere Durchblutung wirkt die Haut oft auch noch blass, fahl - so sieht man Rötungen und Pickel erst recht leuchten! Unfair. Aber, kleiner Trost: Ölige Haut ist so gut „geschmiert", dass sie meistens im Alter erst später und dann auch weniger Falten bekommt.

Merkmale:
- „Große" Poren (riesige, erweiterte Krater, jaja … darüber haben wir schon gesprochen)
- Öliger Glanz
- Unreinheiten
- Fahler Teint mit Flecken

Das ist gut für Dich: Ziel der Beauty-Routine ist es, den Teint vom überschüssigen Fett zu befreien, ohne ihn auszutrocknen. Also leichte, beruhigende Feuchtigkeitspflege, die (wichtig!) non-komedogen ist. Finger weg auch von reichhaltigen Cremes und „Verwöhn- Ölen" wie Kakaobutter, Lanolin oder Kokosöl. Und nicht den Fehler begehen, die Haut mit scharfen Reinigungsmitteln „klären" zu wollen. Denn diese trocknen stark aus, aber auch fettige Haut braucht Feuchtigkeit. Übrigens: Wer wirklich Akne oder schwerwiegende Sorgen hat, denn seien wir ehrlich: Stark unreine Haut fühlt sich nicht nur unangenehm an, sondern kann irgendwann auch eine echte psychische Belastung werden, der sollte unbedingt zum Hautarzt gehen. Ein Dermatologe verfügt über viel mehr Mittel, als das was man in der Parfümerie oder Drogerie kaufen kann.

„Feel clean and clear" Die besten Tipps & Tricks für fettige Haut - Schon klar, Peelings fühlen sich super an, weil man das Gefühl hat, Mitesser und Verschmutzungen „porentief" wegzukriegen. Aber gerade fettige und ölige Haut reagiert auf zu aggressive Reinigung mit einer gesteigerten Talgproduktion - Nach der Reinigung eine Creme mit viel Feuchtigkeit verwenden, die auf Fette verzichtet. Denn ölige Haut braucht viel Feuchtigkeit! - Wenn ein wichtiges Event, oder ein Date anstehen, kannst Du vorher der Haut eine Maske mit Heilerde gönnen. Sie zieht Talg aus den Poren, bekämpft Pickel und kann die Haut für längere Zeit mattieren. - Natürlich fühlt man sich bei öligem oder zu Unreinheiten neigendem Teint gepflegter und frischer, wenn man die Haut abdeckt. Ein bisschen mineralisches (!) Puder macht schon einen Riesenunterschied - auch für die Herren der Schöpfung! Es mattiert und kaschiert Rötungen. Aber bitte einzelne Pickel nicht punktuell mit einer Abdeckcreme betupfen, das sieht immer bescheuert aus. - Beste Regel: Sich mal ein bisschen entspannen. Ganz ehrlich, das glänzende Gesicht nervt viele. Aber nur die Menschen mit öligem Teint. Frauen mit sensiblem, oder trockenem Teint würden sich wünschen, mehr Glanz in die Haut zu bekommen. Sie tricksen mit Ölen und Schimmer-Make-up, um diesen „Glow" zu bekommen, den Du von Natur aus hast.

... uns was ist jetzt eigentlich mit „Mischhaut"?

Mischhaut gibt es eigentlich gar nicht, das ist wieder mal so eine Erfindung der Werbung. In Wahrheit ist die fettige Haut einfach auf bestimmte Areale im Gesicht konzentriert, meistens Nase, Kinn und Stirn. Und dafür gibt es an anderen Stellen, zum Beispiel auf den Wangen, sehr trockene Partien. Nur, wie pflegt man so einen Mix? Der optimale Einstieg in den Tag beginnt natürlich bei der Gesichtsreinigung. Sie muss schonend und feuchtigkeitsspendend sein, um die Haut nicht auszutrocknen. Dann ein frisches Feuchtigkeitsgel auftragen, etwa mit Hyaluronsäure und Aloe Vera für einen strahlenden Teint.

Exkurs: Layering! Wie man Hautpflege richtig aufträgt

Asiaten sind was Hautpflege anbetrifft vielleicht die merkwürdigsten Menschen des Planeten. Oder zumindest die gründlichsten. In Korea zum Beispiel rasieren sich viele Frauen jeden Morgen das Gesicht, um wirklich makellos glatte Haut zu bekommen. Und Männer, die unzufrieden sind mit ihrer Nasenform, legen täglich einen Nasentrimmer an, der mittels mechanischem Druck den Zinken zurechtbiegen soll. Dass nicht alles Quatsch ist, was aus Asien kommt, sondern im Gegenteil: Dass wir viel von den schlauen Gebräuchen dort lernen können, dafür möchte ich einmal das Beispiel des „Layerings" erklären, dass in der „K-Beauty" so selbstverständlich ist wie Zähneputzen. Also statt morgens nur einer Creme gleich mehrere (!) in Schichtarbeit aufzutragen. Dermatologen nennen dieses Prinzip schlichtweg das sinnvollste, was man seiner Haut antun kann, um sie jugendlich zu erhalten. Die Theorie ist schneller zusammengefasst als ein Japaner Harakiri sagen kann, umfasst aber so ziemlich alles, was man über Anti-Aging heute weiß: Drei Schichten werden aufgetragen mit steigender Molekülgröße: Erst ein Vitamin-Booster gegen die schädlichen Auswirkungen von Stress, Mangelernährung, UV-Strahlung und Entzündungs-Prozessen in der Haut. Darüber dann Feuchtigkeit, um die Haut prall und straff zu halten. Und zum Schluss eine Schicht Lichtschutz, der erstens die Feuchtigkeit in der Haut versiegelt und zweitens die lichtbedingte Hautalterung ausbremsen soll. So funktioniert die richtige Reihenfolge:

Schicht 1: Zuerst Vitamine Die erste Lage sollte die mit der kleinsten Molekülgröße sein. Wer sofort eine reichhaltige Creme auftragen würde, und dann ein Serum, würde es den Power-Wirkstoffen im flüssigeren Serum schwer machen, in die Haut einzudringen. Idealerweise also mit einem leichten Serum beginnen, da diese meist wasserlöslich sind und von der Haut schnell absorbiert werden können. Idealerweise macht ein antioxidativer Vitaminkick als Anti-Aging-Waffe den Anfang. Anti-Oxidantien, sogenannte Radikalenfänger, neutralisieren die schädlichen Nebenprodukte der Zellatmung, die in jeder Haut auftauchen und gesunde Zellen attackieren. Täglich Obst und Gemüse zu essen, hilft da schon. Aber Alkohol, Zigaretten, Streß und Schadstoffe aus der Umwelt feuern die Produktion dieser Zellkiller wieder an. Dann hilft ein Antioxidans zum Auftragen. Immer gilt: nach jeder Schicht mindestens zwei Minuten warten, also zum Beispiel einen Kaffee trinken. Es ist wichtig, dass sich ein Produkt gleichmäßig mit den hornhauteigenen Lipiden durchmischt hat, bevor die nächst reichhaltigere Lage aufgetragen wird.

Schicht 2: Feuchtigkeit

Dann folgt die volle Ladung Feuchtigkeit, am besten als leichtes Gel oder Gelcreme, trockene Haut verträgt es reichhaltiger, unreine, grobe Männerhaut lieber frisch und ohne Fettanteil. Der Unterschied zwischen Serum und Creme? Erstere sind hoch-effektive Spezialisten mit einer extrem hohen Wirkstoffkonzentration. Ihr Clou ist, dass die Wirkstoffe mit kleineren Molekülgrößen die Barriere der Epidermis leicht durchdringen können und so tief in der Haut wirken. Eine Creme dagegen pflegt vor allem die Oberfläche der Haut mit aufpolsternden Substanzen. Daher wirkt die Kombination aus beidem eben auch doppelt. Und nur Haut, die in allen Schichten optimal durchfeuchtet ist, wirkt prall und weniger faltig.

Schicht 3: Schutz

Dermatologen und Wissenschaftler singen unisono diesen Satz gebetsmühlenartig auf jedem Anti-Aging-Kongress hoch und runter - und sie haben natürlich vollkommen recht: Die wichtigste Waffe gegen verfrühte Hautalterung ist der Lichtschutz. Jeden Tag. Also Ja, auch an bewölkten Tagen. Und an Tagen, die man nur im Büro verbringt. Und auch wenn man braun werden will. Sonne ist sozusagen der Erzfeind, der Boss-Gegner von jugendlich aussehender Haut. Am besten gleich LSF 50 kaufen. Chemischer oder mineralischer Schutz? Chemische Filter ziehen in die Haut ein und wirken dort, mineralischer Schutz bleibt auf der Haut liegen und reflektiert dort das Sonnenlicht. Moderne Lichtschutzsysteme kommen übrigens oft noch mit Zusatznutzen, mattieren die Haut zum Beispiel, pflegen sie mit Hyaluronsäure oder schützen vor Pigmentflecken. Man muss nur das richtige Produkt für seinen Hautzustand aussuchen. Dann ergibt die Kombination der drei Schichten eine maßgeschneiderte „Haut Couture".

Kapitel 4:
WENN DIE HAUT SOS FUNKT

Unsere Haut spricht mit uns, jeden Tag. Sie sagt uns, wenn ihr etwas nicht passt. Diese simple Erkenntnis hat sogar ihren Weg in unsere Alltagssprache gefunden: „Ich könnte aus der Haut fahren", wenn ich zornig bin. Wenn es mir gut geht „fühle ich mich wohl in meiner Haut. „Dünnhäutige" Menschen nehmen alles gleich persönlich, während andere „ein dickes Fell haben" und Kritik einfach so wegstecken können. Aber die Haut spricht nicht nur mit uns, sondern auch mit anderen: Wenn mir etwas peinlich ist, erröte ich. Das kann jeder sehen. Wenn ich mich erschrecke, oder mein Kreislauf flöten geht, werde ich blass. Gänsehaut warnt mich, dass ich Gefahr spüre, und kann anderen mitteilen, wenn sich mir die Haare „aufstellen", dass ich gereizt bin und besser gerade nicht zusätzlich genervt werden sollte. Diese Liste kann man ziemlich lang weiterschreiben. Aber, kurz gesagt, es ist ein Teufelskreislauf: Haut und Psyche sind eng miteinander verbunden, leidet die Haut, zieht uns das runter, und andersherum: Leidet die Seele, reizt das auch die Haut. Manchmal so sehr, dass es uns „unter die Haut" geht, wir leiden wie die Hunde. Und zack, sieht man es uns auch an. Das liegt wieder mal irgendwo in der Evolution vergraben, so sind wir Menschen einfach gebaut: Hirn und Haut entwickeln sich aus denselben embryonalen Strukturen, dem „Ektoderm". Es gibt also eine direkte Verbindung zwischen beiden Organen. Daraus hat die Wissenschaft sogar einen eigenen Forschungszweig abgeleitet, die „Psychodermatologie", oder Psychosomatische Dermatologie. Sie beschäftigt sich mit Hautproblemen, bei denen die Psyche und unsere sozialen Einflüsse direkt Beschwerden auf der Oberfläche des Körpers auslösen. Denn, tatsächlich weiß man heute zum Beispiel, dass Menschen aus Bürgerkriegen oder Erdbebenregionen häufiger an Hautkrankheiten leiden als andere. Aber es müssen nicht gleich wackelnde Häuser sein - Ärger im Beruf, Liebeskummer, Stress, schon eine laute Baustelle direkt vor der Wohnung können Auslöser für Erkrankungen oder Ärgernisse sein. Bei entsprechender Veranlagung etwa Psoriasis, Neurodermitis oder der gefürchtete kreisrunde Haarausfall.

Kurz ein paar der häufigsten Krankheitsbilder angerissen, bei denen man tatsächlich von „Krankheiten", nicht mehr von Ärgernissen oder Problemchen spricht. Deswegen gehe ich an dieser Stelle auch nicht in die Tiefe, denn Betroffene brauchen ärztliche Hilfe. Da kann keine Creme aus der Drogerie etwas ausrichten. Aber wenn man kurz über die folgenden Erscheinungen nachdenkt, verdeutlichen diese - sehr sehr unangenehmen Krankheiten - auch für uns Gesunde die Beziehung zwischen Hirn und Haut:

Neurodermitis

… auch endogenes Ekzem oder atopische Dermatitis genannt, nimmt mit etwa vier Millionen Erkrankungen einen Spitzenplatz unter den Hauterkrankungen ein. Eine chronische Erscheinung mit starkem Juckreiz. Sie zählt zu den „atopischen" Erkrankungen, also solchen, denen eine vererbte Bereitschaft zugrunde liegt, wie bei allergischem Asthma zum Beispiel. In klinischen Studien wurde entdeckt, dass Neurodermitis bei einem Drittel aller Patienten von Stress ausgelöst wird. So kann bei vielen Patienten eine Psychotherapie helfen, die „Stressoren" als Provokationsfaktor auszuschalten.

Psoriasis

Die sogenannte „Schuppenflechte" ist oft nicht nur für den Träger unangenehm, sondern wirkt auch wegen ihrem unangenehmen Aussehen auf andere abschreckend. Darunter leiden die Betroffenen dann natürlich doppelt. Denn sie merken jeden Tag, wie ihre Krankheit auf Ablehnung stößt. Das führt traurigerweise oft zu weiteren psychischen Problemen, wie hartnäckigen Depressionen und Alkoholismus. Einschneidende, negative Lebensereignisse sind oft Auslöser für Verschlechterungen der Krankheit, aber andersherum führt ein positiver Umgang mit der Psoriasis nachweislich zu weniger Rückfällen! Ich sag ja: Positive Psychologie ist ein mächtiger Verbündeter, wenn es um die eigene Attraktivität geht.

Akne

Nicht falsch verstehen, wir reden hier nicht von ein paar Pickeln ab und zu, die fast jeder mal hat. Akne, oder besser gesagt „Akne vulgaris", sind ganze großflächige entzündete Haut-Arreale. Und unabhängig von ihrem Schweregrad tritt sie leider sehr oft in Kombination mit sozialen Ängsten und hartnäckigen Depressionen auf. Selbst Patienten mit vergleichsweise leichteren Symptomen berichten häufig von depressiven Phasen, ausgelöst von ihrem ungeliebten Selbstbild, sozialer Beeinträchtigung und allgemein verminderter Lebensqualität. Sogar andersherum: In einer Studie glaubten von Akne nicht Betroffene, dass Menschen mit Akne weniger Freunde und Selbstbewusstsein haben müssten. Und das zur schlimmsten Zeit im Leben, da Akne vulgaris meistens in der Pubertät so richtig loslegt, wenn die Haut und das gute Aussehen besonders wichtig erscheinen, und Schönheit plus gepflegtes Äußeres immensen Einfluss auf Sozialkontakte, erste Liebeserfahrungen oder den erfolgreichen Berufseinstieg haben. Die wichtigste Aufgabe eines Psychotherapeuten lautet daher, Betroffene gegen Depressionsschübe und Selbstzweifel zu stärken. Denn nur eine rein dermatologische Behandlung holt den Akne-Patienten meistens nicht schnell genug und nachhaltig aus seinem Tief.

Aber auch nahezu 30 Prozent der 25- bis 45-jährigen Frauen haben inzwischen mit Akne zu kämpfen, dann aber einer Variante, der sogenannten **„Akne tarda"**, der Spätakne. Die Auslöser im Erwachsenenalter sind noch relativ unerforscht, man geht aber davon aus, dass Hormonschwankungen, Medikamente, der allgegenwärtige Stress und die Ernährung eine wichtige Rolle spielen (mehr zum Thema Ernährung, und wie das falsche Essen zum Beispiel Pickel verursachen kann, in Kapitel 10).

Rosazea

… umgangssprachlich auch Kupferrose genannt, oder Couperose. Ein ganz besonderes Thema, denn von dieser Krankheit, bei der Blutgefäße im Gesicht deutlich sichtbar werden, weil sie erweitert sind und bläulich-rot durch die Haut schimmern, sind viel mehr Menschen betroffen, als sie selber wahrhaben wollen. Frauen leiden häufiger darunter als Männer, bei Männern sind die Symptome aber meistens deutlich stärker ausgeprägt. Und die wenigstens sind sich wirklich bewusst, was da in ihrem Gesicht passiert. Mir begegnen so oft Leute, die sich an ihre kleinen geröteten Stellen auf den Wangen oder der Nase gewöhnt haben, und dann so Dinge sagen, wie: „ach das! Ja, das lass ich mir irgendwann mal wegmachen." Irgendwann! Das ist bei Couperose ein fatales Wort. Denn unbehandelt wird die immer schlimmer. Auslöser sind oft die Gene, aber auch Bluthochdruck, Kälte und Hitze, Alkohol oder stark gewürzte Speisen. Und natürlich die UV-Strahlung. Jeder Tag, an dem Sonne ungeschützt auf Couperose scheint, macht die Sache nur noch schlimmer. Und oft führt das im Alter dann zu wirklichen „Entstellungen", also für die Patienten schwer erträgliche Veränderungen des Hautbildes. Denn die Krankheit entwickelt sich mit der Zeit, von einem Stadium zum nächsten. Erst ist die Haut nur oft gerötet und weist zunehmend winzige erweiterte Gefäße auf. Im zweiten Stadium treten zusätzlich Knötchen und Eiterpickel auf, viele denken dann, sie hätten eine leichte Akne. „Das vergeht schon wieder".

Und so kommt man schließlich im dritten Stadium an, in dem Bindegewebe und Talgdrüsen verstärkt wuchern. Das hat bestimmt jeder schon einmal gesehen, denn im Grunde ist die berühmte „Säufernase" eine Folge unbehandelter Couperose, das sogenannte „Rhinophym". Und, ich sage es nur ungern: Aber wenn es mal soweit ist, kriegt man die Hautwucherungen oft gar nicht mehr oder nur mit einer Operation einigermaßen in den Griff. Eine psychisch wahnsinnig belastende Krankheit, und von Betroffenen hört man sehr oft den Satz „Hätte ich das alles nur früher gewusst."

Weißflecken (Vitiligo)

Eine ganz besondere Stellung nimmt die „Krankheit" der weißen Flecken auf. Denn, und das freut mich ganz besonders, mittlerweile haben es viele Betroffene geschafft, der psychischen Belastung zu entkommen. Es gibt sogar wunderschöne Models, die ihre „flecken" ganz selbstbewusst tragen, und ihre Individualität feiern, wie Tia Jonsson oder Winnie Harlow.

Aber die meisten leiden natürlich immer noch stark unter der Pigmentstörung. Im Sommer mögen sie sich kaum ausziehen, um in den Pool zu hüpfen, weil ihr Körper großflächig von dunkleren und helleren stellen bedeckt ist. Und die meisten tragen die „Flecken" sogar für jeden unübersehbar im Gesicht. Wie schön, wenn bei Tia Jonsson zum Beispiel von ihrem „Heiligenschein" gesprochen wird, denn ihre Vitiligo hat sich entlang der Stirn gebildet. Ich finde es toll und wichtig, dass wir auch im täglichen Sprachgebrauch Krankheiten nicht stigmatisieren, sondern ganz bewusst positive, schöne Namen für die Patienten finden.

Vitiligo wird häufig durch negative Lebensereignisse ausgelöst Die Weißfleckenkrankeit kann in jedem Alter auftreten, beginnt aber meistens schon bei jüngeren Menschen um die 20 Jahre herum. Dabei kommt es zur stellenweise vollständigen Zerstörung der pigmentbildenden Zellen, der Melanozyten. In der betroffenen Haut kann kein Pigment mehr gebildet werden, und so bilden sich die typischen weißen Stellen. Die genauen Ursachen dafür sind noch unbekannt, wahrscheinlich liegt eine Störung des Immunsystems vor, eine Autoimmunerkrankung. Botenstoffe treten in Aktion, die einen vermeintlichen Angriff auf das Immunabwehr registrieren, und die Zerstörung der (irrtümlicherweise als „Feinde" erkannten) Pigmentzellen einleiten. Mittlerweile besteht die Chance auf eine Repigmentierung der betroffenen Hautstellen. Die Behandlungserfolge sind allerdings keine Garantie, dass die Krankheit nicht doch wieder später auftreten kann. Und viel Toller wäre es doch eh, jeden Menschen mit jeder Hauterscheinung schlichtweg so zu lieben, wie er ist. Dann müssten Patienten nicht wegen Akne zum Psychotherapeuten, und mehr Menschen mit Weißflecken würden die Laufstege bevölkern, ohne eine aufwendige Repigmentierung auf sich nehmen zu wollen. Aber bis es so weit ist, hat unsere Gesellschaft noch einen weiten Weg vor sich.

People of Colour: Hautprobleme von Menschen mit dunklerer Haut

„Colored people", also alle die von den Melanin-Göttern geküsst wurden, können ganz andere „Hautprobleme" erleben, von kleinen nervigen Störungen, hin zu ernsthaften Krankheiten. Denn die Haut ist nicht nur unser größtes Organ, sondern ein so unendlich wichtiger und manchmal komplizierter Teil des menschlichen Körpers. Und wenn man dann noch eine Prise Melanin hinzufügt, also den natürlichen Farbstoff des Teints, wird es nicht unbedingt einfacher. Um dunkle Haut in all ihrer Pracht zu feiern, und sich rundum mit ihr wohlzufühlen, muss sie deswegen gesondert betrachtet - und gepflegt! - werden. Die wichtigsten „Schwierigkeiten" hier einmal im Überblick:

Was ist Melanin überhaupt, und wie funktioniert es?

Melanin ist das Pigment, das für die individuelle Hautfarbe, unsere Tönung des Teints, verantwortlich ist. Dieser „Farbstoff" wird in speziellen Zellen, den sogenannten „Melanozyten" hergestellt, die sich in der unteren Schicht der Haut befinden. Dabei unterscheiden Wissenschaftler zwei verschiedene Typen: Das braune Pigment „Eumelanin", und das gelbe Pigment, „Phäomelanin". Diese beiden bestimmen, wie die Haut oder das Fell von Tieren aussieht. Die allermeisten Menschen tragen beide Melanintypen, in verschiedenen Mischungen. Dunklere Haut trägt in der Regel mehr Eumelanin. Vereinfacht zu sagen, dass Menschen mit dunkler Haut mehr Melanin haben, ist also nicht ganz richtig. Sie haben nur mehr von einer bestimmten Art von Melanin. Aber Melanin sorgt nicht nur für die Pigmentierung, sondern dient auch als Schutzstoff. Zum Beispiel wirkt Eumelanin UV-Schäden vor, wenn man sich intensiv der Sonne aussetzt. Mit anderen Worten: das „braun werden" im Sommer ist eine Schutzreaktion des Körpers. Und natürlich erlebt stärker getönter Teint manchmal ganz andere Schwierigkeiten als zum Beispiel hellerer Teint. Weil seine Zusammensetzung eben eine andere ist. Die wichtigsten Haut-Probleme im Überblick:

Postinflammatorische Hyperpigmentierung (PIH)

PIH ist eine Folge von Verletzungen (Entzündungen) der Haut, wie sie typischerweise bei Akne, Verbrennungen, Psoriasis, Laser-Treatments oder sogar schon Insektenstichen auftreten können. Aber da farbige Haut mehr braunes Pigment besitzt, ist die Wahrscheinlichkeit für PIH größer. Wenn so eine Wunde, ein schlimmer Pickel oder ein anderes Ereignis eine Entzündung verursacht, werden die Melanozyten, das sind die Melanin bildenden Zellen, angeregt, übermäßig viele Pigmentkörner („Melanosome") auszuschütten. Diese sind dann salopp gesagt randvoll mit Pigmenten - und zwar so voll, dass sie fast platzen. Dann kann es passieren, dass tatsächlich irgendwann das dunkle Pigment austritt, und lokal begrenzte Bereiche der Haut, mit Flecken färbt. Übrigens sowohl im Gesicht als auch auf dem Körper. Studien haben mittlerweile gezeigt, dass die Verwendung von Sonnenschutzmitteln die Gefahr solcher Flecken bei dunklerer, farbiger Haut deutlich (!) reduzieren kann. Vor allem physikalische Sonnenschutzmittel mit Inhaltsstoffen wie Zinkoxid und Titandioxid helfen, eine Verschlimmerung solcher Flecken zu verhindern.

Ist PIH erst einmal da, helfen Wirkstoffe wie Glykolsäure, Cystamin, Azelainsäure, Alpha-Arbutin, oder Hydrochinon. Aber dann sollte man auf jeden Fall einen Dermatologen zu Rate ziehen, und gemeinsam planen, welches Mittel das richtige ist.

Dermatosis papulosa nigra (DPN)

Hier handelt es sich um gutartige Wucherungen, die Muttermalen oder Sommersprossen ähneln, und vor allem auf den Wangen und im Augenbereich wachsen. Liebevoll werden sie auch „Morgan-Freeman-Flecken" genannt, da der Schauspieler ein prominenter Fall ist. Seine erhöhten Wucherungen im Gesicht sind im Laufe seiner Karriere immer deutlicher und größer geworden. Tatsächlich beginnt die „Krankheit" meist als kleine, flache, braune bis schwarze Läsionen, die mit der Zeit aber immer weiter wuchern. Das Gute: DPN ist nicht gefährlich und muss nicht behandelt werden. Aber viele Patienten entscheiden sich aus rein kosmetischen Gründen dafür, sie entfernen zu lassen: Das Verfahren nennt man Elektrodesikkation genannt. Mittels einer Elektrode wird das (lokal betäubte) Gewebe mit hochfrequentem, elektrischem Strom ausgetrocknet. Nach ein paar Tagen fallen die dunklen Papeln ab. Die Entfernung ist dauerhaft, allerdings können Patienten jederzeit neue Wucherungen an anderen Stellen entwickeln.

Keloide

Es klingt schon scheußlich: Keloide sind eine Über-
wucherung von Narbengewebe. Sie zeigen sich als dicker,
harter Klumpen auf der Haut, der unterschiedlich groß
sein kann. Sie entstehen oft nach Piercings, oder einem
Ohrlochstechen, nach Akne, oder nach einer anderen
Verletzung der Haut. Dann bildet sich die
„Keloidnarbe", die manchmal mit Juckreiz oder
Schmerzen einhergeht. Je nach Größe und Lage der
Narbe kann sie nicht nur ästhetisch stören, sondern
tatsächlich sogar Bewegungen einschränken, erschweren.

Auch wenn die Grundlagen noch nicht eindeutig
erforscht sind, deuten Berichte über familiäre Fälle auf
einen genetischen Beitrag zur Entwicklung von
Keloidnarben hin. Denn häufiger treten sie bei
Menschen mit farbiger Haut auf, am häufigsten bei
Patienten afrikanischer Abstammung. Anders gesagt: Die
Veranlagung zu Keloiden wird schlichtweg vererbt.

Man behandelt die Narben mit Steroidinjektionen,
oder mittels chirurgischer Entfernung sowie
Lasertherapie. Allerdings kommt das Keloid nach der
Entfernung leider sehr oft wieder zurück.

Melasma

Melasma ist auch als „Schwangerschafts-Maske"
bekannt, da es oft hormonell bedingt vor der Geburt das
erste Mal auftaucht ... aber auch nach der Menopause.
Dann werden die pigmentproduzierenden Zellen durch
hormonelle Veränderungen dazu angeregt, mehr
Pigment zu bilden, es bilden sich dunkle Flecken auf der
Haut. Typischerweise auf der Stirn, den Wangen und der

Oberlippe. Und da Menschen mit dunklerer Haut mehr aktive Melanozyten tragen als Menschen mit hellerer Haut, sind sie leider anfälliger für Melanasmen.

Oft verschwinden die Flecken wieder von alleine, sonst helfen Medikamente (vom Beauty-Doc). Oberste Regel auch hier: Sonnenschutzmittel auftragen, jeden Tag. Denn sowohl ultraviolettes Licht als auch UVA- und UVB- Strahlung können die Flecken verschlimmern, sie noch dunkler machen, oder die Wirkung der dagegen verwendeten Medikamente neutralisieren.

Melanom

Eines der schrecklichsten Worte unserer Zeit, nach wie vor: Krebs. Also eine unkontrollierte Vermehrung von Zellen. Und tatsächlich ist Hautkrebs weltweit sehr stark verbreitet. Zu den häufigsten Arten von Hautkrebs gehören das Basalzellkarzinom, das Plattenepithelkarzinom und das Melanom. Das Melanom ist die wahrscheinlich schwerwiegendste Form, da es zum gefürchteten „Streuen" neigt. Um Hautkrebs vorzubeugen, ist das A und O der täglichen Hautpflege, Sonnenschutz aufzutragen. Und zwar egal, welche Hautfarbe man zufällig erwischt hat. Hautkrebs ist im Allgemeinen bei Menschen mit dunklerer Haut übrigens seltener, aber das bedeutet nicht, dass er nicht auftreten kann. Und wenn, dann sind bei „people of color" die Überlebenschancen deutlich geringer.

Also, egal wer, egal welche Hautfarbe, egal welches Alter. Es gilt: Wenn Du also siehst, dass ein neuer dunkler Fleck oder Streifen irgendwo am Körper auftaucht … oder wenn ein dunkler Fleck an Größe zunimmt … dann bitte sofort zum Dermatologen gehen.

„Ob Du LSF 50 aufträgst,
um Falten vorzubeugen,
oder um Dich vor
Hautkrebs zu schützen,
ist mir egal.
Hauptsache, Du trägst ihn auf.
Jeden Tag!
Die Sonne scheint,
bis sie untergeht!"

Kapitel 5:
VON MONSTERPICKEL BIS AUGENRINGE: KLEINES LEXIKON DER ALLTÄGLICHEN HAUTPROBLEME

Schon klar, wir träumen alle davon, attraktiv zu sein. Und die allerwenigsten haben das Glück, wirklich schöne Haut zu tragen. An dieser Stelle sprechen wir jetzt nicht über krankheitsbedingte, richtige Probleme, sondern sozusagen nur über lästige Kleinigkeiten. Störfälle, die immer mal wieder auftreten können, die wahrscheinlich jeder kennt - und die man mit ein bisschen Hilfe und smarten life-hacks ganz gut in den Griff kriegen kann.

H wie Hangover
Alles über Augenringe

Bläuliche Schatten, braune Ringe oder gräuliche Stellen unter den Augen - Augenringe sehen bei jedem anders aus. Doch eins haben alle gemeinsam. Sie lassen uns müde und oft auch krank aussehen. Es gibt zwar verschiedene Möglichkeiten, woher die dunklen Schatten kommen – meine makrobiotischen Freunde würden jetzt von Nieren-Problemen sprechen. Hausärzte würden zuallererst Staub- oder Haustier-Allergien ausschließen wollen. Aber die weit verbreitetste Ursache ist nun mal jede Form von Stress. Also zu viel Arbeit, zu wenig

Schlaf. Und: Zuviel Spaß – in Form von Party, Alkohol, Nikotin; und dafür zu wenig Gesundes, aka Bewegung, Frischluft, Flüssigkeitszufuhr. Dabei ist die Augenpartie besonders verräterisch, da hier die Haut extrem empfindlich ist. Außerdem ist sie extrem dünn – dünner als sonst irgendwo am Körper. Ihr fehlen Fettzellen, die die Haut aufpolstern, stattdessen enthält sie besonders viele Blutgefäße und Lymphdrüsen. Und dann schlagen die eben genannten Party-Faktoren zu: sie verändern das Blut, lassen seine Sauerstoffkonzentration sinken. Es fließt langsamer und verfärbt sich dunkel. Weil sich gleichzeitig die Gefäße verengen, stauen sich Blut und Gewebeflüssigkeit, verteilen sich um die Kapillaren und scheinen dann sichtbar durch die extrem dünne Haut.

Was man vom „alten China" lernen kann

Im Grunde könnte es so simpel sein: Am nächsten Wochenende einfach mal wieder richtig ausschlafen – und schon sind die lästigen Augenringe wieder weg. Schön wär's. Denn so einfach ist es nicht, wenn man keine 20 mehr ist. In jungen Jahren steckt man Feiernächte und Exzesse easy weg, im Alter sieht man uns den Spaß immer heftiger an. Das liegt unter anderem daran, dass die Haut beim Älterwerden viel von ihrer Elastizität und Stärke verliert. Und dann reicht keine Mütze Schlaf mehr, um die Spuren durchfeierter Nächte aus dem Gesicht zu wischen. Ein ganzheitlicher, lässiger Ansatz kommt aus der traditionellen chinesischen Medizin; TCM: Hier gelten Augenringe als „Chi"-Schwäche, erworben durch Stress und Schlafmangel. Dann hilft einmal viel Schlaf, der schon vor Mitternacht beginnen sollte, denn zu dieser Zeit wird die geistige

Aktivität, das Yang, am leichtesten in die Ruhephase Yin überführt. Oder, wem das zu esoterisch klingt: Massieren Sie Augenringe einfach weg! Funktioniert morgens mit einem Trick aus der „Tui-Na“-Massage: Erst mit dem Mittelfinger je einen Punkt am Anfang und Ende der Augenbrauen für zwei Minuten sanft pressen, dann die Augenbrauen mehrmals ausstreichen. Nun für drei Minuten mit Daumen und Zeigefinger an beiden Seiten der Nasenwurzel sanft drücken, also nahe den Augen-Innenwinkeln. Und zum Schluss so lange die Augen „Palmieren“, also mit der flachen Hand bedecken und ins Dunkel schauen, bis man wirklich Schwärze sieht und keine Farben oder Lichtblitze mehr.

Clevere Beauty-Komplizen

Bei den neuen Augencremes konzentriert sich alles auf Wirkstoffe, die die Mikrozirkulation der Kapillargefäße anregen (wie Weißdorn-, Arnika- oder Ginkgo Extrakt) oder die Pigmentansammlungen unterbinden und auflösen (wie Vitamin C, Schmetterlingsflieder-, Schweizer Gartenkresse oder Maulbeerwurzelextrakt). Auch „LYCD“ mauserte sich in den letzten Jahren zum Star der Augenpflege. Ein Hefeextrakt, und Geheimtipp aus Hämorrhoiden-Cremes, den die Fashion-Models am Liebsten für sich behalten würden. Er soll den Sauerstoffgehalt der Haut, erhöhen und den Zellstoffwechsel optimieren, gleichzeitig aber beruhigend und anti-inflammatorisch wirken. Okay, Hämorrhoiden & Co klingt zwar nicht gerade sexy – aber wenn ein Model die ganze Nacht mit Rockstars feiern und am nächsten Morgen trotzdem vor der Kamera umwerfend aussehen kann, why not!

Bei immer wieder auftretenden Augenringen hilft aber vor allem der Beauty-Doc!

Gegen die Fältchen kann der Dermatologe mit dem Fraxellaser vorgehen (zwei bis vier Behandlungen). Zunehmend verliert das Gewebe aber auch an Substanz. Bei manchen Menschen gibt es einen U-förmigen Bogen zwischen Unterlid und Wange, der kaum Unterhautfett enthält. Somit lässt die Haut die darunter liegenden Gefäße und knöchernen Strukturen dunkel durchschimmern. Man spricht dann von einer dunklen Tränenrinne, die Augenringe optisch noch verschlimmert. Und sie kann mit Hyaluronsäure aufgefüllt werden. Pigmenteinlagerungen, die zu bräunlichen Schatten führen, lassen sich mit dem Pigmentlaser abschwächen (ein bis zwei Sitzungen). Und, mein persönlicher Favorit beim Dermatologen, allerdings können das nur wirklich sehr erfahrene Ärzte: Den Volumenverlust mit Hyaluronsäure auffüllen. Diese wird in die Augenpartie gespritzt und polstert sofort die Unterhaut auf. Denn, was niemand so richtig sieht, bei vielen Menschen aber einer der Hauptfaktoren von Augenringen ist: Die Augen liegen tief in ihrer Höhle, und fehlt unter dem Auge Hautfett, bilden sich Schatten. So simpel wie ein Sonnenschirm Schatten spendet. Filler können das Gewebe dann aufpolstern, und zack, sind die Augenringe für ein paar Monate wie weggewischt. Allerdings können nach der Behandlung Schwellungen und blaue Flecken auftreten, das ist von Patient zu Patient verschieden. Also am besten einen Termin am Donnerstag morgen buchen, Freitag frei nehmen - und notfalls am Wochenende zuhause bleiben. Dann merkt keiner etwas davon.

Schnelle Tricks gegen Augenringe:

Tiefkühlgemüse kaufen

Kühle Deine Augenpartie, um Verfärbungen zu reduzieren. Einfach einen Waschlappen um einen Beutel mit gefrorenem Gemüse wickeln, und ihn für 10 Minuten über die Augen. Halten (nicht pressen!). Diese simple Methode kann auf die Schnelle mal erweiterte Blutgefäße reduzieren. Der Effekt hält aber nicht sehr lange an.

Kartoffeln auflegen

... sie enthalten ein Enzym namens „Katecholase", das für seine hautaufhellende Wirkung bekannt ist. Einfach zwei dünne Scheiben von einer Kartoffel abschneiden und wie eine Augenmaske für 10 Minuten auflegen, am besten zweimal pro Woche mit dieser Methode. Die enthaltene Stärke beruhigt die Haut außerdem, und lindert Rötungen.

Kissenburg bauen

Um Schwellungen vorzubeugen, sollte der Kopf beim Schlafen immer etwas höher lagern.

Zwinkern

Das ist „Workout" für die Augen, im Grunde wie Gewichte heben. Die Bewegung stimuliert den Abtransport von Lymph- und Tränenflüssigkeit stimulieren.

Ab in die Sauna

Alles, was die Durchblutung anregt, die Gefäße kräftigt und das Blut „„oxygeniert" – also mit Sauerstoff versorgt –, bringt Linderung. Also Aktivitäten wie Ausdauersport, Sauna und Spaziergänge.

Im Notfall: Teebeutel einfrieren

Einfach zwei Teebeutel mit Schwarzem Tee (Bio natürlich!) aufbrühen, abkühlen lassen und ein paar Minuten ins Gefrierfach legen, bis sie erfrischend-kühl sind (aber auf keinen Fall eisig kalt!). Diese Kompressen dann für zehn Minuten auf die Augen legen. Der Inhaltsstoff Tein sorgt dafür, dass sich die Blutgefäße verengen und gleichzeitig die Durchblutung gefördert wird, überflüssige Ansammlungen im Gewebe also schneller abtransportiert werden.

K wie Krater
Die Sache mit den großen Poren

Große, oder erweiterte Poren sind ein wahres Lieblings-Thema aller beauty-addicts. Hört man sie von ihren Poren reden, klingt es als würden sie eine Kraterlandschaft auf dem Mond beschreiben. Ich möchte eines vorab sagen: Das Beste, was man überhaupt tun kann, ist den Vergrößerungs-spiegel wegzuwerfen. Alles was man in XXL-Vergrößerung betrachtet, wirkt früher oder später unperfekt. Und schöne Haut ist nicht perfekt. Sie bewegt sich, verändert sich, atmet. Das Wort Porzellan-Teint suggeriert, es müsse sich um eine glatte Oberfläche handeln. Das ist aber absoluter Quatsch! Selbst Superman und Superwoman haben mit ziemlicher Sicherheit Poren. Aber einen Schritt nach dem anderen. Um die Sache mit den Kratern zu verstehen, muss ich erst mit ein paar allgegenwärtigen Mythen aufräumen. Denn im Internet findet man überall viele kuriose Ratschläge, wie Poren verfeinert oder verkleinert werden können, und im Grunde einfach verschwinden sollen. Aber das meiste davon ist blanker Unsinn. Stellen wir mal ein paar Dinge richtig:

1. Poren öffnen sich nicht Das Bild erinnert irgendwie an einen Mund, der sich öffnet und schließt. So einfach ist es aber leider nicht. Poren sind Öffnungen der Haut, unter denen sich eine Talgdrüse befindet, sowie ein Haarfollikel. Hier kann also ein Haar wachsen. Die Talgdrüsen sind für die Produktion von Öl verantwortlich, das „Sebum" genannt wird, und unsere Haut geschmeidig hält. In diesen Talgdrüsen entsteht auch das Öl, das die Schutzschicht der Haut bildet. Aber manchmal können diese Talgdrüsen durchdrehen und zu viel des Guten produzieren, vor allem bei Menschen mit fettigem Hauttyp. Ist die Pore blockiert, kann das produzierte Öl nicht abfließen, wie es normal wäre. Es bildet sich ein Pfropf, der munter vor sich hinwächst, und so die Pore langsam weitet, sie ausdehnt. Oft höre ich, dass warmer Wasserdampf die Poren weiten würde, um zum Beispiel eine „porentiefe" Reinigung zu ermöglichen. Manche reden sogar von einem Training, einem Gesichtsworkout, damit die Poren sich wieder zusammenziehen. Das ist alles Quatsch. Oder zumindest ein Missverständnis. Warmer Dampf wird nicht bewirken, dass die Poren sich wie kleine Münder öffnen, ein Workout wird auch nie den gewünschten Klappe-zu-Effekt bringen. Hitze kann bewirken, dass sich der Pfropf löst, dass überschüssige Talgansammlungen an die Oberfläche steigen, und leichter entfernt werden können. Aber das Öffnen und Verkleinern der Poren ist Unsinn.

2. Mitesser sind kein Schmutz Das Fachwort für eine verstopfte Pore ist „Komedon", um genau zu sein: Offene Komedonen sind Mitesser. Im englischen nennt man sie „blackhead", was die Sache ganz gut trifft: Kleine schwarze Punkte in den Poren. Offene Komedonen entstehen, wenn das Follikelostium, die Öffnung der Pore, durch Trümmer verstopft ist. Aber diese Trümmer sind kein Schmutz von außen, sondern Ansammlungen abgestorbener Hautschüppchen und Talg, also Öl. Die losen Hautschuppen blockieren die Pore, und das von den Talgdrüsen produzierte Öl kann nicht mehr abfließen, und sammelt sich. Der Teil der Blockade, der nach außen schaut, also mit der Luft in Berührung ist, oxidiert und wird so schwärzlich, wie angelaufenes Silber.

3. Make-up verstopft die Poren nicht (oder zumindest nicht immer) Hier steckt wenigstens eine Halbwahrheit dahinter. Zum Glück führen nicht alle Schönheitsprodukte zu Mitessern. Es ist auch nicht so, dass Make-up unbedingt in die einzelnen Follikel eindringt, aber es gibt tatsächlich Kosmetika mit bestimmten Inhaltsstoffen, die die Bildung von Mitessern auslösen können. Ich sag ja: Halbwahr. Wer regelmäßig genervt ist von seinen „blackheads" sollte beim Kauf von Cremes, Sonnenschutz oder Make-up auf die Bezeichnung „non-komedogen" achten (das steht dann auf dem Etikett). Der Hinweis bedeutet, dass in der Formel keine Öle oder Verbindungen enthalten sind, die Komedone verschlimmern.

4. Sonnenlicht dörrt keine Mitesser aus Der Aberglaube, dass Sonnenlicht gut gegen Mitesser oder Pickel ist, kommt daher, dass man früher dachte, die Hitze der Sonnenstrahlen würde das überschüssige Öl in den Poren austrocknen. In Wahrheit aber führt vor allem längere UV-Strahlung nur dazu, dass die Poren sich tatsächlich erweitern! Denn, dass Poren im Laufe des Lebens größer werden, ist eine Alterserscheinung, so wie Falten. Das kollagene Stützkonstrukt der Haut verliert im Laufe der Zeit nämlich ihre Kraft. Dadurch wird die Haut schlaffer. Und wenn die Haut langsam nach unten rutscht, der Schwerkraft folgt, werden Poren einfach größer, weil der untere Rand mehr Richtung Fußboden absackt. Um seine Kollagenen fasern zu schützen und ihre Stärke möglichst lange zu bewahren, sind Sonnenbäder also tabu!

5. Kein Kosmetikprodukt verkleinert Poren Das schreibe ich hier so selbstbewusst hin, wahrscheinlich habe ich morgen einen shitstorm der Beauty-Industrie am Hals. Denn viele Produkte versprechen ja genau das: Die Poren zu verkleinern. Aber, nochmal: Es handelt sich hier nicht um unzählige kleine Münder, die auf und zu schnappen. Reinigungsmasken, abziehbare Klebestreifen wie die berühmten „Nose-Strips" oder Reinigungsbürsten entfernen „nur" Ablagerungen aus dem Follikel. Dadurch erscheinen sie kurzfristig weniger auffällig. Aber sie erscheinen eben nur so! In Wahrheit ändern sie die Größe der Pore nicht. Gerade mechanisch-elektrische Bürsten reizen viel mehr, als Gutes zu bewirken. Mit ein bisschen Pech hat man dann neben den Poren noch unschöne gebrochene Blutgefäße, die aussehen wie rote Mini-Blitze. Wer seine Poren wirklich behandeln möchte, muss zum Dermatologen. Der Beauty-Doc kann mit speziellen Lasern wenigstens ein klitzeklein bisschen etwas ausrichten, indem das Kollagene Gerüst der Haut gestärkt, und so Poren gestrafft werden. Aber Wunder kann der Arzt auch nicht bewirken. Wenn man die Haut einfach sanft reinigt, Hauttyp gerecht pflegt und sie strahlen lässt, wird kein Mensch die Poren sehen! Am besten ist, sich damit abzufinden, dass die Haut ein atmendes, sich bewegendes Organ ist. Uneben, voller Unperfektheiten, und eben: wunderschön, so wie sie ist.

M wie Monsterpickel

Okay, zugegeben, das Wort „Monster" ist vielleicht ein bisschen übertrieben. Noch schlimmer: Der Zombie-Pickel, der Dich aussehen lässt wie vom Filmset bei „Walking Dead". Aber ja, schon ein einzelner Pickel, den vielleicht noch nicht mal jemand anders sehen würde als ich, kann die Laune für den ganzen Tag vermiesen. Mann, diese Perfektionisten! Aber ich will jetzt nicht anfangen mit „Man kann drüber wegkommen, und einfach damit leben". Nein, manchmal nerven Pickel einfach, punkt.

Wie entstehen Pickel? In der zweiten Hautschicht von außen, der sogenannten „Lederhaut", besitzen unsere Talgdrüsen. Sie produzieren Hautfett, das normalerweise durch kleine Kanäle nach außen wandert und sich da als Schutzfilm über dem Teint verteilt. So weit wäre es normal und wünschenswert. Nur, wenn diese Kanäle verstopft sind, der Talg nicht abfließen kann und sich staut, kommt es zu Unreinheiten. Wenn sie unter der Haut bleiben, ohne aufzubrechen sind es Mitesser, auf englisch „blackheads". Sind sie sichtbar, nennt man sie Whiteheads. Aber egal womit man zu kämpfen hat, diese Tricks helfen:

Finger weg

Es ist so verlockend. Ausdrücken und fertig. Aber: Nie nie drücken. Das gilt besonders für Pickel, die tief in der Haut sitzen, und Pickel am Po. Denn erstens befinden sich unter den Nägeln kaum sichtbarer Schmutz und Bakterien, der die Entzündung verschlimmert. Zweitens ritzen die scharfen Kanten der Fingernägel die Haut fast zwangsläufig ein. Dann können Narben bleiben, vor allem aber braucht die Haut nicht die regulären vier Tage zum Abheilen, sondern viermal so lange. Ist erstmal der whitehead zu sehen, hat man also eine eitrige Beule im Gesicht, ist das hier der einzig richtige Weg: 1 - Den Pickel mit Spiritus oder desinfizierendem Alkohol betupfen, zum Beispiel mit einem Antipickel-Stift. 2 - Dann den gelben Eiterkopf mit einer ebenfalls desinfizierten, sehr spitzen Nadel aufpieksen. 3 - Mit einem Papiertuch die austretende Flüssigkeit abtupfen. Jetzt aber nicht drücken, sonst entzündet sich das Gewebe noch weiter. Nur den Sekret-Tropfen der nach kurzer Zeit ausgetreten ist, vorsichtig abwischen. Dabei aber die entzündliche Flüssigkeit nicht weiter im Gesicht verteilen, sondern den Tropfen behutsam „abheben". 4 - Dann den Pickel noch einmal desinfizieren, fertig. Der Eiter ist entfernt, und der Körper kann die Entzündung schneller abbauen.

DIY-Maske auflegen
Backpulver, oder noch besser: reines Natron, gibt es in jeder Drogerie. Es entfernt geschädigte Hautzellen und den festsitzenden Schmutz. Einfach eine Messerspitze davon mit ein paar Tropfen Wasser zu einer Paste verrühren und auf die betroffenen Stellen auftragen. So lange einwirken lassen, bis das Gemisch getrocknet ist. Aber Achtung: Für empfindliche Haut ist Natron zu aggressiv und kann zu Rötungen führen.

Das Handy putzen
Kein Scherz: Studien zufolge befinden sich auf dem Display eines Smartphones bis zu 100 verschiedenen Bakterienarten. Und viele davon können Pickel auslösen.

Immerhin wandert das Handy pro Tag mehrere Male direkt zum Gesicht. Also: Mit antibakteriellen Reinigungstüchern einmal am Tag abwischen!

Aloe Vera kaufen

Da ist sie wieder, die gute alte „Artepitheton vera ". Mein absoluter Lieblings-Tipp für so ziemlich alles, was mit reiner, frischer Haut zu tun hat. Auch gegen Pickel, dank ihrer entzündungs-hemmenden Wirkung. In guten Bio-Märkten gibt es die Pflanze frisch zu kaufen. Einfach etwas Gel aus dem Blatt herausdrücken und direkt auf den Pickel auftragen. Aber natürlich gibt es mittlerweile auch sehr viele Pflegeprodukte mit Aloe Vera. Übrigens: Wenn Pickel mal richtig weh tun, kann der frisch gepresste Aloe-Saft sogar das ein bisschen erträglicher machen.

Schlauer essen

Vitamine, Mineralien und Spurenelemente in Obst, Gemüse, Salaten und Nüssen können das Hautbild ganz generell deutlich verbessern. Mehr dazu in Kapitel XX. Aber gerade bei Pickeln hat sich Zink als wichtiger Baustein der Beauty-Ernährung etabliert, aufgrund seiner entzündungshemmenden Eigenschaften. Aber: Zink muss täglich mit der Nahrung aufgenommen werden, denn es gibt keinen nennenswerten Speicher im Körper.

Diese Lebensmittel enthalten besonders viel Zink:
- Getreide (z.B. Weizenkleie, Hafer)
- Hülsenfrüchte (z.B. Bohnen, Linsen)
- Schalentiere (z.B. Austern, Garnelen)

Auch Milchprodukte und Innereien enthalten viel Zink, ja. Und es stimmt auch, dass der Körper Zink aus pflanzlichen Lebensmitteln wesentlich schlechter verwerten kann als aus Nahrungsmitteln tierischer Herkunft. Okay, fein. Aber ich bringe es trotzdem nicht über mich, eines davon zu „empfehlen". Da müsste schon jemand nicht ganz bei Trost sein, wenn er gegen unreine Haut den Tipp gibt, mehr Leber zu essen, oder täglich literweise Milch in sich hineinzuschütten. Sorry, aber wenn Du das irgendwo liest, weißt Du: Da schreibt jemand, ohne sein Hirn einzuschalten. Immerhin enthalten Fleisch und Wurstwaren meistens sehr viel Fett, und stehen zumindest im Verdacht, bei übermäßigem Verzehr das Darmkrebs-Risiko zu erhöhen. Und Milch ist eh eines der überbewertesten Lebensmittel aller Zeiten. Aber darüber schreibe ich mal an anderer Stelle gleich ein ganzes Buch. Dann doch lieber mit Nahrungsergänzungsmitteln arbeiten, da gibt es in der Apotheke mittlerweile viele sehr gute Präparate.

P wie Pigmentflecken

Pigmentstörungen kriegen die meisten von uns. Aber wie entstehen sie? Wie vermeidet man sie, und vor allem: Wie wird man sie wieder los?

1. Vorbeugen ist das A & O der Pigmentpflege

Sogenannte „Hyperpigmentierung" – also dunkle Flecken jeder Größe – entsteht vor allem durch UV-Licht. Daher gilt zur Prophylaxe: jeden (!) Tag Lichtschutz auflegen, und möglichst den Sonnenkontakt vermeiden, wo es geht. Damit meine ich aber wirklich jeden Tag. Selbst wenn der Himmel bewölkt ist, reicht die Kraft der Sonne, um jene Prozesse in Gang zu setzen, die verantwortlich sind, dass unsere Haut sich verfärbt. Doppelt wichtig wird der Lichtschutz bei der Einnahme mancher Medikamente, etwa der östrogenhaltigen Anti-Baby-Pille, oder bei Schwangeren: Sonst können sich durch die hormonelle Umstellung sogar großflächige Flecken bilden, früher bekannt als „Schwangerschaftsmaske". Zum Glück verschwindet die aber meistens nach der Entbindung wieder.

2. Wieso bekommen wir Pigmentflecke?

Braun zu werden ist ja eigentlich etwas Tolles. Erstens erzählt getönter Teint von schönen Tagen draußen, in der Sonne. Zweitens wird dabei in der Haut der Farbstoff Melanin produziert, der vor UV-Schäden schützt, indem er die Strahlen in Wärme umwandelt. Lästig wird es erst, wenn dieser Prozess gestört ist, sei dies genetisch bedingt, durch Hormone ausgelöst oder schlichtweg zu viel UV-Licht die Arbeit einzelner Melanozyten stört. Dann kann es passieren, dass an manchen Stellen partiell zu viel Melanin eingelagert wird, also – auch dauerhaft – lokale braune Verfärbungen in der Haut entstehen. Andersherum gibt es dieses Phänomen übrigens auch: Wird zu wenig Melanin gebildet, bleiben helle Flecken im Sommerteint zurück.

3. Sind Pigmentflecken ein Zeichen der Zeit?

Manche schon. Im Laufe der Zeit entsteht als Endprodukt der Oxidation von ungesättigten Fettsäuren in der Zellwand unserer Haut zusätzlich zu Melanin noch der Farbstoff Lipofuszin. Häuft sich dieser an, bilden sich die berüchtigten „Altersflecken" – im Unterscheid zu den auch bei jungen Menschen auftretenden „Sonnenflecken". Das Gute: UV-Schutz beugt allen Flecken (egal welchen) vor!

4. Aus der Beauty-Forschung: die besten Weißmacher

Mittlerweile sind Pigmentflecken ein großes Thema der Kosmetik geworden, da immer mehr Menschen, vor allem Frauen, sich ebenmäßigere Haut wünschen. Amerikanische Forscher sagen sogar, „Spots are the new Wrinkles" – Pigmentflecken seien die neuen Falten. Denn man hat in Studien festgestellt, dass ein Gesicht ohne Hyper-pigmentierung wesentlich jünger eingeschätzt wird. Folgerichtig gibt es mittlerweile viele tolle Cremes, die echte Abhilfe versprechen: So können zum Beispiel Auszüge aus der japanischen Yukinoshita-Blüte oder der Star-Wirkstoff Sophoractyl aus dem Beauty-Labor die Pigmentbildung verlangsamen. Sind bereits dunkle Flecken vorhanden, kann fermentierter Hefe-Extrakt oder chinesischer Heilpilz

(Schmetterlingstramete) die Melaninansammlungen in nanofeinen Staub aufbrechen, der dann von Exfoliatoren (Enzym-Peelings) sanft entfernt wird.

Kapitel 6:
REDEN WIR ÜBER STRESS! WIE WIRKEN SICH JOB, HEKTIK, LIEBESKUMMER & CO AUF DAS AUSSEHEN AUS?

Dass Stress „Freie Radikale" fördert, habe ich ja bereits erzählt. Und wir alle haben schon tausendmal gehört, dass Stress eine Schlüsselrolle spielt bei vielen Prozessen, die im Inneren des Körpers ablaufen, wie Bluthochdruck oder Diabetes zum Beispiel. Was aber kaum jemand weiß: Stress verändert auch unser Aussehen und wie wir auf andere wirken. Haar wird dünner oder fällt sogar aus, die Haut reagiert gereizt mit Rötungen oder Akne. Wir schwitzen stärker, in akuten Stress-Momenten sogar ganz besonders unangenehm, die Haut glänzt fettig. Grund genug, etwas tiefer in das Thema einzusteigen.

Was ist Stress überhaupt? Stress ist ein Wahrnehmungsphänomen. Es belastet uns, wenn wir das Gefühl haben, die Anforderungen an uns, an uns als Person und an unsere Fähigkeiten, sind größer als das, was wir leisten können. Soweit logisch. Entsteht dieses Ungleichgewicht, resultiert daraus das subjektive Erleben von Stress ... und ganz automatisch das Auslösen von körperlichen Stressreaktionen. Die verdanken wir übrigens, wie vieles, unseren tierischen Vorfahren. Geht man in der Evolution zurück gab es da immer den Wechsel von „Flucht oder Kampf". Das Gehirn muss in jeder Situation entscheiden, ob ein Gegner besiegt werden kann, oder ob man lieber Reiß-ausnehmen sollte. Und alles, was jetzt passiert, die körperliche Reaktion, ist nichts anderes als unsere Antwort auf die Gefahrensituation, ausgelöst von unserem vegetativen Nervensystem (vor allem der Sympathikus) und durch Hormone (Adrenalin, Cortisol). Wir schwitzen zum Beispiel plötzlich an Händen und Füßen. Das sollte früher den „Griff" erhöhen, um besser auf Bäume klettern zu können. Die peinliche schwitzige Hand, unter der viele leiden, wenn sie nervös werden, sollte also ursprünglich helfen, sich in Sicherheit zu bringen. Das Schwitzen unter den Achseln wiederum, setzt Geruchs - Warnsignale für die Artgenossen frei. Dann muss nicht schreien „Achtung der Löwe kommt" und ihn dadurch noch anlocken. Und Schwitzen am restlichen Körper sorgt für Kühlung beim Kämpfen oder beim Wegrennen. Alles also eigentlich sehr sinnvoll … für Frühmenschen und Tiere. Nur empfinden wir diese Dinge heute in unserem normalen Alltag als störend.

Kriegt man Pickel vom Stress? Im Grunde klingt das ganze wie eine längst vergrabene Erinnerung aus der Schulzeit: Abschlussball, schriftliche Prüfung, ein erstes Date – wetten, Du hattest ein paar Pickel pünktlich zu allen wichtigen Terminen. Wieso? Stress! Wissenschaftler haben herausgefunden, dass immer dann der Körper Hormone freisetzt, die die Sebum-Drüsen anregen, mehr Talg zu produzieren. Die Folge: gestresste Haut fängt an zu glänzen. Es steht sprichwörtlich der Angstschweiß auf der Stirn. Das überschüssige Öl setzt sich in den Poren fest, verstopft sie – und zack: Mitesser oder Pickel entstehen. Und das eben nicht nur in der Schulzeit. Gerät ein Erwachsener unter emotionale, psychische Anspannung, etwa vor einer wichtigen Präsentation im Job, einem Abgabe-Termin – oder auch einfach nur wenn das Handy 24 Stunden am Tag dauerklingelt – dann kann nach wie vor die Haut schnell mal beginnen, glitschig zu reagieren. Dann helfen vor allem zwei Dinge: Eine Reinigung mit Salicylsäure. Klingt zwar harsch, und ist es auch, wirkt aber zwischendurch sehr effektiv! Sie spült überschüssiges Fett von der Haut und befreit die Poren. Dann ein öl-freies (non-komedogenes) Feuchtigkeits-Gel auftragen. Eine reichhaltige Creme würde zu viel Fett enthalten, die wiederum das Problem verschärfen könnte. Und: Finger weg vom Scrub. Denn die kleinen Mirkoverletzungen, die der Haut durch ein Peeling zugefügt werden, kann gestresste Haut als erneuten Angriff verstehen und dann produziert sie, um sich zu schützen, noch mal mehr Fett. Wer Angst hat, bei einem wichtigen Termin oder Date trotzdem zu „glänzen", sollte kurz bevor es losgeht, eine Schicht unsichtbaren Matt-Macher auftragen. Eine farblose, durchsichtige „Base", die für ein paar Stunden mattiert. Die gibt es in jeder Preisklasse in der Parfümerie.

Kriegt man Falten vom Stress? Definitiv, ja! Hektik, Ärger und Aufregung wirken – leider – noch tiefer: Eine Studie der University of California, San Francisco, entdeckte, dass chronischer Stress Hautzellen schneller altern lässt. Das Gehirn schickt Neuro-Peptide, die als Freie Radikale die Zellmembran schädigen können. Im Grunde ist es so, als würde man eine Nadel in eine Weintraube stechen. Durch das Loch fließt Wasser. So ähnlich passiert es in Stresszeiten: Freie Radikale schädigen die Zellwand, die Zelle verliert Wasser, die Haut trocknet aus, und bekommt Trockenheitsfalten. Auch tiefe Augenschatten entstehen beim Angriff der Freien Radikale, da sie nebenbei noch die Flüssigkeitszirkulation beeinträchtigen. Dagegen hilft vor allem: ausreichend Wasser trinken, um der Haut von innen Feuchtigkeit und Anti-Oxidantien zuführen (siehe Kapitel 4).

Kriege ich Haarausfall vom Stress? Auch das, ja. Denn Haare sind emotional ziemlich geladen. Manchmal sind die Zeiten so hart, dass man sich am liebsten die Haare raufen könnte. Braucht man aber gar nicht. Denn die fallen dann auch noch von alleine aus. Daher kommt auch das Sprichwort von der „Unglückssträhne". Man sieht es Haaren an, wenn man Pech hat. Manche glaubten ja früher sogar, man bekomme über Nacht graue Haare, wenn man etwas schreckliches erlebt. Aber im Ernst, es dauert zwar ziemlich lange, bis man es wirklich bemerkt, aber irgendwann schlagen hektische Zeiten und emotionale Anspannung zu. Manchmal erst bis zu drei Monaten nach dem Stress-Auslöser! Leider kann man nicht viel tun, um das Haar dort zu behalten, wo es hingehört. Sich einfach nicht stressen lassen, ist ein wenig hilfreicher Ansatz. Als einzige Gegenmittel empfehlen Dermatologen, für ausreichend Schlaf zu sorgen, denn dabei sinkt das Stress-Level und das nachts ausgeschüttete Wachstumshormon wirkt positiv auf den Haarwuchs. Außerdem sollte man in Stresszeiten viel Vitamin B zu essen, das zum Beispiel in Sonnenblumenkernen, Bananen, Grünkohl oder Erbsen und Spinat steckt. Besonders wichtig für gesundes, glänzendes, volles Haar ist die Zufuhr von Vitamin B5, aka „Pantothensäure". Sie hilft dem Körper Nahrung in für ihn verwertbare Energie umzusetzen, und wichtige Substanzen wie langkettige Fettsäuren, Provitamin D, Cholesterin und bestimmte Aminosäuren herzustellen. Das kommt nicht nur dem Haar zugute, sondern unterstützt auch zum Beispiel die Haut gegen Unreinheiten.

Außerdem wirkt eine Kopfmassage wohltuend und entspannend, einfach dreimal die Woche für zwei Minuten (vor der Dusche) mit sanftem Druck die Fingerkuppen über die Kopfhaut kreisen lassen. Dann anschließend ein Tonikum auftragen, eine spezielle Kopfhaut-Pflege. Solche Wässerchen unterbrechen den Entzündungs-Kreislauf und entstressen die Kopfhaut mit Mineralien und Spurenelementen. Das Tonic nicht ausspülen, sondern einwirken lassen. Das Haar bleibt unbeschwert und lässt sich dann nach ein paar Minuten wie gewohnt stylen. Übrigens: Zu heiße Luft, etwa vom Föhnen, ist ebenfalls Stress für empfindliche Haare. Also lieber an der kühlen Luft trocknen lassen, und niemals, wirklich niemals, die gewaschene Mähne mit einem Handtuch trocken rubbeln!

Acht schnelle life-hacks gegen Stress - und seine sichtbaren Auswirkungen:

Schlauer genießen

Kaffee, Tee, Alkohol, eiskalte Getränke, scharfe Gewürze und besonders kalorienreiche Nahrungsmittel besser weglassen, und auf leichte Speisen, Obst, Säfte, Mineralwasser und Kräutertee. (Vor allem Capsaicin, das in Paprika- und Chilischoten steckt, ist für seine schweißtreibende Schärfe bekannt.)

Aktiv werden

Klingt paradox? Stimmt aber: Schwitzen hilft gegen Schwitzen. Ausdauersportarten wie Jogging, Radfahren oder Inline-Skating trainieren das natürliche Kühlsystem des Körpers, und die Schweißproduktion im Ruhezustand nimmt - bei regelmäßigem Training - nach und nach ab.

Schwitzende Hände nicht waschen!

Wer seinen feuchten Händedruck loswerden will, sollte sie nur kurz mit klarem, lauwarmem Wasser abspülen, ohne Seife. Denn die verschlimmert das Problem manchmal nur noch, da die Haut prompt zickig reagiert und versucht, den Schutzfilm neu zu bilden, den die Seife entfernt. Stattdessen gibt es für hartnäckige Fälle in der Apotheke Lotionen gegen den feuchten Händedruck – mit Sofort-Effekt.

Mit Yoga anfangen

Die Muskeln dehnen, den Körper bewusst spüren -
und die Hektik mit jedem Atemzug ein bisschen weiter
hinter sich zurücklassen ... Das ist das Herrliche am
Yoga: Umso mehr man sich auf die einzelnen Yoga-
Positionen (Asanas) konzentriert, desto mehr tritt alles
andere in den Hintergrund. Und darauf müssen Anfänger
nicht mal lange warten: Schon nach dem ersten Training
entstressen sich die Nerven, die Durchblutung wird
optimiert und verspannte Muskeln werden wieder
beweglicher.

Angestrengte Augen palmieren

Überlastete Augen reagieren mit typischen
Beschwerden wie verschwommener Sicht, Flimmern,
Tränen, Kopfschmerzen, Konzentrationsschwäche oder
roten „Kaninchen-Augen". Zudem können
überanstrengte Augen auch zu schmerzender
Nackenmuskulatur führen. Dann hilft es, die Hände
aneinander zu reiben, bis sie warm werden. Dann die
Finger auf der Stirn kreuzen und mit den Handflächen
die Augen bedecken ohne die Augäpfel zu berühren (das
nennt man „palmieren"). Die Augen. schließen, und eine
Minute lang tief durch die Nase ein und durch den Mund
ausatmen.

Erst wenn man bei geschlossenen Augen „schwarz"
sieht, also kein Flimmern und keine Lichtblitze oder
Farben, sind die Augen entspannt.

Unterbrechungen ausschalten

Alle automatische Benachrichtigungen, zum Beispiel eine neue Nachricht am Handy, der Piepston wenn eine Mail reinkommt, jede push-Benachrichtigung stresst unterbewusst. An den besten stattdessen festen Zeiten einplanen, an denen man Nachrichten, News und likes kontrolliert, etwa alle vier Stunden einmal.

Selbstgespräche führen

Kleiner Trick aus der Sport-Psychologie: Leichtathleten sprechen zum Start ihres Programms, zum Beispiel bei Wettkämpfen, oft mit sich selber. Und das hilft jedem von uns im Alltag weiter. Um sich Mut zu machen oder sich selbst zu beruhigen. Etwa mit dem Satz: „Ruhig Blut, jetzt verschaffe ich mir erst einmal einen Überblick." Durchatmen, und Zeit lassen. Und dann sich selber sagen: „Ich fange jetzt mit der ersten Aufgabe an und gehe dann in aller Ruhe zur nächsten." Hat man die Aufgaben so gut bewältigt, sollte man sich selbst zu loben. Etwa indem man sagt: „Das hab ich jetzt richtig gut gemacht!" Noch effektiver ist es übrigens, solche Selbstbestätigungen seinem (lächelnden!) Spiegelbild ins Gesicht zu sagen. Ich weiß, das klingt albern. Aber wer es regelmäßig probiert, wird merken, wie gut es tut. Und dann ist es auch egal, ob man sich anfangs dabei albern vorkommt. Nur das Ergebnis zählt.

Sauerstoff tanken

Ein zwanzigminütiger Spaziergang an der frischen Luft pustet meist die düstersten Gedanken weg und erfrischt zuverlässig die Haut. Sie erhält den Sauerstoff für die Zellversorgung überwiegend über die Atmung, nimmt aber auch rund fünf Prozent direkt auf. Aber mit Spazieren ist hier ganz, ganz langsames Gehen gemeint. Ohne auf die Uhr zu sehen. Es gibt dazu sogar ein buddhistisches Sprichwort, das in ungefähr so lautet: „Wer schneller ankommen will, sollte langsamer gehen." Tatsächlich wird in Kliniken, in denen Burn-outs behandelt werden, den Patienten sogar verschrieben, langsam im Garten im Kreis zu gehen. Das kennt man vielleicht sogar: wenn man arg gestresst ist, fällt langsam gehen richtig schwer, und nervt. Aber es ist heilsam! Einfach gemütlich schlendern. Ohne Ziel, ohne Aufgabe, ohne groß zu grübeln. Das entschleunigt ungemein! Und so kommt man nebenbei noch auf ein paar Schritte mehr am Tag, die bekanntlich so wichtig sind für den Kreislauf, das Immunsystem, die Haltung, die Figur, und … letztendlich: das Gute Aussehen.

„Leute werden Dich
eh immer anstarren.
Dann gib ihnen wenigstens
etwas sehenswertes."
(Harry Winston, US-amerikanischer Juwelier, 1896-1978)

Kapitel 7:
FINDE DEIN SCHÖNSTES ICH
(MIT DER KRAFT DER „POSITIVEN
PSYCHOLOGIE")

Das klingt jetzt erstmal unsympathisch, aber ich glaube fest daran: **„Reiche 50 ist wie Mittelklasse 30"**. Immer mehr erfolgreiche erwachsene Menschen sehen immer jünger aus. Damit meine ich nicht die gruseligen Opfer der Schönheitschirurgie wie Renee Zellweger, Meg Ryan, oder Mickey Rourke. Nein, an dieser Stelle will ich über Menschen reden, die ohne OP einfach frisch aussehen. Entspannt trotz stressigem Job. Überspitzt gesagt ist das Ideal einer Anti-Aging-Konzeptes, der One-Million-Dollar-Look, also der „golden glow" eines Privatiers, der nicht viele Sorgen hat. Wie das geht? Mit einer holistischen Anti-Aging-Strategie, die man nicht erst startet, wenn es zu spät ist, sondern ganz easy in jedem Alter in seine Pflege-Routine einbauen kann. Die mittels Ernährung und smarter Pflege dann später vielleicht auch ohne chirurgische Nachbesserung auskommt.

Übrigens: wenn ich von Beauty-Ops spreche, meine ich immer genau das: Schnippeleien, bei denen ein Skalpell zum Einsatz kommt. Minimalinvasive Behandlungen wie Botox oder Filler sind für mich keine

Beauty-„OP". Damit will ich solche Injektionen mit der Spritze nicht bagatellisieren, als „To-Go"-Treatment verniedlichen. Es gibt genug Menschen, die Botulinumtoxin & Co kategorisch ablehnen. Auch fein. Ich werde nicht müde, immer wieder zu fordern: Jeder darf alles machen, solange es keinem anderen schadet. Das „Maß der Dinge" gibt es nicht, und niemand sollte so überheblich oder verblendet sein, sich selber als Maßstab anzusetzen. „Also ich würde so etwas ja niiiiie an mir machen lassen", den Satz höre ich so oft. Und das ist auch eine schöne Einstellung. Aber wenn jemand anders sagt: „Ich mag mich mit Botox einfach lieber", dann muss man das genau so zulassen. Für mich gelten eigentlich nur zwei Regeln:

Erstens, feiert Eure Unterschiede! Mir sind Leute zuwider, die sich selber für Gesundheits-Apostel halten und fordern, dass man sich Schönheit erarbeiten muss. Mit Fleiß und Disziplin, also Sport und gesunder Ernährung. Und die Filler oder Injektionen für eine unzulässige Abkürzung halten. Wir leben Gottseidank in einer Zeit, in der es dieses eine gesellschaftliche Ideal nicht mehr gibt, stattdessen stehen heute (endlich!) Individualität und Vielfalt im Vordergrund. Entdecke Dich selber, entdecke, wie gut Du aussehen und Dich dabei fühlen kannst. Und pfeif drauf, was andere sagen. You like Botox? Dann go for it. Du lässt keinen Arzt mit Spritze in die Nähe Deines Gesichtes? Genau so fein :-) Macht doch, was Ihr wollt.

„Charme ist der unsichtbare Teil
der Schönheit, ohne den niemand
wirklich schön sein kann!"

(Sophia Loren, italienische Schauspielerin, geboren 1934)

Zweitens, und die Regel sollte man sich irgendwo auf den Spiegel schreiben: **Charme ist der wichtigste Teil des guten Aussehens.** (Mehr dazu übrigens in meinem „Big Book of Beauty Teil 3: Charisma!) Als ich oben schrieb, ich finde den „golden glow" des entspannten Privatiers erstrebenswert - hattest Du da einen gutgelaunten, oder einen zickigen, übellaunigen Menschen vor Augen? Eben. Schönheit muss von innen nach außen strahlen. Deswegen habe ich anfangs die kleine Übung mit dem Tagebuch aus der positiven Psychologie erwähnt. Nur wer mit sich im Reinen ist, wer happy positivity ausstrahlt, und glücklich entspannt ist, wirkt auf andere Menschen attraktiv. Ein zickiger, arroganter oder unzufrieden mauliger Mensch kriegt auf der nach oben offenen sexy-Skala nie die volle Punktzahl. Warum erzähle ich das alles? Weil positive Power schon der erste Baustein einer ganzheitlichen Schönheits-Strategie ist! „Positive Aging" nennen das die Schönheits-Forscher.

Positive Psychologie ist etwas ganz Tolles, weil sie unser Selbstwert-Gefühl steigert, uns mehr Vertrauen und Zufriedenheit einbringt. Psychologen und Business-Mentoren arbeiten ganz viel mit dieser Methode, aber ich möchte hier ein bisschen etwas aus der Coaching-Praxis für unseren Beauty-Alltag übernehmen. Denn - klar - Ausstrahlung und Erfolg und Selbstliebe (!) hängen immer irgendwie zusammen. Der Autor George Reavis hat eine Fabel exakt für dieses Thema geschrieben, „Die Fabel der Tierschule". Sie lehrt uns, wie wichtig es ist, sich auf die eigenen Stärken zu konzentrieren. Denn auch das ist Beauty: In den Spiegel zu schauen, und sich gut zu finden. Du kannst noch so viele Cremes auftragen: Wenn das Fundament nicht stimmt, wenn Du nicht happy bist und Dich magst, wirst Du Dir immer selber ganz viel Ausstrahlung rauben. Also lernen wir doch alle, ein bisschen glücklicher zu sein. Wie das geht? Mit der hier folgenden Übung. Also, worum geht es in der besagten Fabel?

Vor langer Zeit, once upon a time, gingen die Tiere noch alle brav zur Schule. Und auf dem Stundenplan standen vor allem Sport und Fächer um die motorische Fähigkeiten zu verbessern, also Rennen, Klettern, Schwimmen und Fliegen. Und alle Tiere sollten in allen Sportarten unterrichtet werden. Und natürlich war die Ente super im Schwimmen, dafür nur so la la im Fliegen. Beim Rennen hatte sie dann ganz verloren. Deswegen musste sie nachsitzen, und mehr Rennen üben. Und zack, sie übertrieb ihre Anstrengungen und lädierte dabei ihre Schwimmflosse - bekam jetzt also auch noch schlechtere Noten beim Schwimmen. Und so geht die Geschichte weiter, ein Tier nach dem anderen. Das Kaninchen bricht weinend zusammen, weil es zwar super im Rennen war, beim Schwimmen aber Nachhilfeunterricht benötigte. Das Eichhörnchen war einsame Spitze im Klettern, hatte aber null Chancen beim Fliegen. Und übte so hart vom Boden in die Luft zu springen, bis es seine Muskeln überanstrengt hatte, und auch nicht mehr Klettern konnte. Das Schema der Geschichte wird schnell klar ... Top-Performer in manchen Bereichen sind richtig mies bei anderen Aufgaben.

Und wenn sie zu sehr alles erreichen wollen, machen sie sich irgendwann selber fertig, und können am Ende gar nichts mehr richtig.

Der majestätische Adler war allen anderen Tieren weit überlegen, wenn es galt die Spitze eines Baumes zu erreichen. Aber, er war durch nichts davon abzubringen, auf seine eigene Weise zur Baumspitze zu kommen. Nämlich fliegend, statt kletternd. Also bekam er schlechte Noten, weil er die Aufgabe nicht korrekt erfüllte. Am Ende des Schuljahres hatte ein leicht verhaltensgestörter Aal das beste Zeugnis vorzuweisen. Er konnte besonders gut schwimmen, seine Leistungen in den Fächern Klettern, Rennen und Fliegen waren aber nur mittelmäßig. Aber genau dieser Mix aus mittelmäßig und in einem Fach absolute-spitze, diese Kombi brachte ihm im Schnitt die besten Noten seines Jahrgangs ein. Damit schloss er aber am Ende nicht nur die Schule als Primus ab, sondern durfte sogar die Abschlussrede vor allen anderen Tieren halten.

Was will uns diese Fabel sagen? Ein Business-Coach würde jetzt erklären, dass wir in der kleinen Geschichte lernen sollen, wie die einzigartigen Talente von Millionen Arbeitnehmern jeden Tag verkümmern, weil sie zu sehr darauf bedacht sind, ihre Schwächen auszugleichen, um auf ein „normales" Mittelmaß zu kommen. Und das ist Quatsch! Man muss sich nicht verbiegen und anpassen, um über all mitspielen zu können. Viel wichtiger ist es, seine Individualität und seine Stärken auszuleben! Warum ist das überhaupt so? Bleiben wir noch kurz im Berufsleben. Meistens kriegt man mit ein bisschen Glück hin und wieder ein Lob. Unser doofes Gehirn konzentriert sich aber, wenn es dahingehend untrainiert ist, viel mehr auf Kritik. Wenn wir mal irgend etwas tatsächlich nicht so gut können, oder - was noch viel häufiger der Fall ist - wenn jemand uns seine Meinung reinknallt, egal ob es stimmt oder nicht. Die Wahrscheinlichkeit ist extrem hoch, dass negative Kritik bei uns im Kopf viel mehr hängen bleibt, als ein Lob. Und dann - jetzt kommt die Fabel ins Spiel - arbeiten wir hart daran, eventuelle Schwächen auszugleichen. Das gleiche passiert, wenn wir vermeintlich große Poren im Vergrößerungsspiegel anstarren, oder uns selber einreden, die Hüften wären etwas zu ausgeprägt, die Beine nicht schlank genug, das Haar nicht schön genug. Wir stören uns an Kleinigkeiten viel mehr, anstatt uns über großartige Dinge zu freuen. Und da zielt die positive Psychologie auf ein Umdenken, man soll lernen, nein, noch besser: Man soll sein Gehirn umprogrammieren, damit wir uns selber wertschätzen, unsere Stärken sehen und sie feiern. Dann kann man kleine Rückschläge locker wegstecken.

„Wir müssen viel mehr über
Schönheit nachdenken,
um sie wirklich zu sehen!"
(Sehr frei ins moderne Deutsch übersetzt, aber im Ursprung
von Immanuel Kant, deutscher Philosoph, 1724 - 1804)

Eine Übung möchte ich dafür hier gerne vorstellen, die den schönen Namen „Reflected Best Self" trägt (auf deutsch etwa: „Mein allerbestes Ich"), die 2003 von Robert Quinn entwickelt wurde. Vier kleine Aufgaben, die Dir helfen, Deine Stärken herauszufinden und daraus Stärken abzuleiten!

Aufgabe A: Frage andere Wähle fünf Freunde oder Bekannte aus, die Du bei Gelegenheit mal direkt fragen könntest, was sie an Dir schätzen. Am besten ist es, wenn sie Deine Stärke in einem Beispiel anhand einer konkreten Situation beschreiben. Da wir hier über „Beauty" und gutes Aussehen sprechen wollen, darfst Du es gerne gezielt auf dieses Thema lenken. Zum Beispiel mit diesen drei Fragen:

1. Was glaubst Du, ist meine größte Stärke im Leben? Eine besondere Charakter-Eigenschaft, ein Talent oder eine bestimmte Haltung?

_____

_____

_____

Kannst du ein Beispiel nennen, wann diese Eigenschaft/ Stärke hilfreich war?

_____

_____

_____

Was findest Du besonders hübsch an mir? Gibt es ein Körperteil, einen Look, ein Attribut, das Dir an mir besonders gefällt?

_____

_____

_____

Kannst du ein Beispiel nennen, wann Dir das besonders aufgefallen ist?

_____

_____

_____

Was glaubst Du, ist meine größte Stärke im Leben? Eine besondere Charakter-Eigenschaft, ein Talent oder eine bestimmte Haltung?

_____

_____

_____

Kannst du ein Beispiel nennen, wann diese Eigenschaft/ Stärke hilfreich war?

_____

_____

_____

Manchmal fällt es uns schwer, diese Fragen an andere zu richten. Wer sich also nicht traut, kann die Fragen stellvertretend für fünf Menschen ausfüllen. Einfach reinschreiben, was Person XY vielleicht antworten würde!

Lies bitte ERST weiter (!), wenn Du den Fragebogen fünfmal ausgefüllt hast, sonst beschummelst Du Dich unterbewusst vielleicht selbst!

Aufgabe B:
Finde Deine Muster

Nun gruppiere die Antworten aus Teil A. Einige reflektieren vielleicht Stärken, die Dir schon lange bewusst sind. Andere überraschen Dich vielleicht, weil Du nie daran gedacht hättest, oder es selber gar nicht als Stärke wahrgenommen hast, so selbstverständlich erschien es Dir bisher. Es ist nun mal so: Andere sehen Deine Stärken meist viel klarer als Du selbst.

Schreibe für jede „Stärke" und jede „Eigenschaft", jede „Beauty-Power", die genannt wird, ein Post-It und klebe es an Deinen Badspiegel. Doppelungen kannst Du direkt nebeneinander hängen. Und dann bastelst Du daraus Dein persönliches Stärke-Koordinatensystem, in dem Du Dinge höher nach oben hängst, die Dir wichtig erscheinen, und Eigenschaften, die irgendwie zusammenhängen, nebeneinander. Wenn Situationen irgendwie zusammen Sinn machen, in denen Deine Stärken hervortraten, hängst Du sie ebenfalls in einer Gruppe zusammen.

Aufgabe C:
Erkenne Deine Power

Jetzt hängen vor Dir ein paar tolle Charakter-Eigenschaften, Stärken oder besondere Beauty-Highlights - inklusive der Situationen, wann Du sie jeweils am besten entfalten konntest. Und Du kannst Dich erst einmal freuen, über das, was da vor Dir auf dem Spiegel alles geschrieben steht. Das bist alles Du! So ein toller, schöner Mensch bist Du. Ganz ohne negative Seiten. Das ist Dein Power-Template! Jetzt kommt der schwierigste Teil. Nachdem Du Deine Stärken sortiert hast, musst du Dich hinsetzen und zu jeder Eigenschaft, jedem Talent, einen kleinen Absatz schreiben. Es ist wichtig, dass Du es wirklich schriftlich machst, denn so erreichen die Impulse die nötigen Ecken im Gehirn, sich auch festzusetzen. Erst wenn du es schreibst, wird es sozusagen wahr für Dein Gehirn. Schreib auf, wann und worin Du stark und schön bist. Dieser Teil hat gleich drei Effekte: Erstens zwingst du Dein Gehirn, positiv zu denken. Zweitens kannst Du, wann immer die Zeiten mal wieder etwas trübe oder rau werden, die Zeilen lesen, und dadurch mehr Stärke gewinnen. Und drittens helfen die Texte, wenn Du mal vor schwierigen Entscheidungen stehst. Etwa, wie Du einen Streit im Job schlichten könntest, oder ob Du Dir die Haare raspelkurz schneiden sollst, oder sie lieber wachsen lässt.

Aufgabe D:
Werde immer stärker!
Dies ist der vielleicht wichtigste Schritt, oder zumindest der mit dem größten Einfluss auf Dich und Dein Leben: Schreibe Dir selber Stärke-To-Dos auf. Dafür fragst du Dich, wie Du Deine Superpower noch effizienter einsetzen könntest, und leitest daraus klare To-Dos, also Aufgaben ab. Mal ein Beispiel: Im Job oder auf der Schule begeisterst Du am meisten, wenn Du

einen Vortrag hältst, vor anderen sprichst? Dafür hasst Du es ehrlicherweise, Dich mit Zahlen und Tabellen herumzuschlagen? Dann überlege, wie Du eine Allianz eingehen könntest. Gibt es in Deinem Umfeld jemanden, der deutlich introvertiert und leise ist, aber ein Genie sobald es um Zahlen geht? Dann teilt Euch Aufgaben. Er kümmert sich mehr um die hard facts, Du präsentierst. Eine win-win-Situation. Oder, wenn es um Attraktivität geht: Du wirst dafür bewundert, wie stylish Du Dich kleidest? Aber eigentlich hättest du gerne ein paar Pfund los? Dann such Dir jemanden, der Dich motiviert, mit dem Du zum Beispiel einmal die Woche schwimmen gehst. Du kannst Dir dann Tricks abschauen, und hast jemanden, der Dich zwingt, deinen inneren Schweinehund zu übergehen. Dafür gehst Du mit der Person vielleicht shoppen und hilfst ihr oder ihm, seinen style auf Vordermann zu bringen. Du wirst sehen, man kann sich ganz viel bei anderen abschauen, wenn man dafür etwas zurückgibt. Wo hat eine Freundin oder ein guter Kumpel in einer bestimmten Situation sein oder ihr „bestes Selbst" gezeigt? Was macht er anders als ich? Wie kann ich davon profitieren?

Ich glaube fest daran, dass solche Allianzen jeden von uns weiterbringen, und auf Dauer werden unsere eigenen Stärken immer schillernder und großartiger. Dein schönstes, bestes Ich tritt in den Vordergrund!

„Es gibt kein großes Genie ohne
einen Schuss Verrücktheit"
(Aristoteles, griechischer Gelehrter, 384-322 v. Chr.)

Kapitel 8:
ZIGARETTEN, FAST FOOD, ABGASE …
EIN PROBLEM, DAS JEDE HAUT HAT

Ganz egal, ob Du fettige unreine Haut oder trockene und sensible Haut … es gibt einen Klotz, der uns allen (!) : im Weg steht, wenn wir attraktiver werden wollen: „Freie Radikale". Auch „Oxidantien" genannt. Die fiesen Störenfriede habe ich ja schon ein paarmal erwähnt. Das sind kleine, wuselnde Terroristen, die unsere Zellen attackieren. **Selbst unter günstigen Bedingungen produziert der Körper über 30 Milliarden von Ihnen. Jeden Tag**! Die Forschung schiebt ihnen mittlerweile sogar einen Großteil der Schuld zu, warum wir überhaupt altern. Auf jeden Fall beeinflussen Sie aber unser Aussehen. Nicht auf die gute art. Denn die kleinen Fieslinge rauben unserer Haut viel Ausstrahlung und Leuchtkraft …

Was genau sind Freie Radikale?
Keine Sorge, das wird hier kein Ausflug in die Chemie. Ich hatte übrigens immer null Punkte in Chemie-Klausuren auf der Schule. Das war irgendwie ja auch eine Art Stress. Nur kurz gesagt: Die sogenannten Oxidantien, sind stark reaktionsfähige, kurzlebige Moleküle mit einem freien Elektron auf der äußeren

Schale. Und sie sind ein ganz normales Nebenprodukt der Zellatmung, da kann man gar nichts dagegen machen. Klingt ja zunächst einmal ganz harmlos. Studien weisen sogar darauf hin, dass freie Radikale für unser Gehirn nicht grundsätzlich schlecht sind. Wahrscheinlich sind sie sogar wichtig dafür, dass das Gehirn ein Leben lang fit und anpassungsfähig bleiben, also gesund altern kann. Anders sieht es aber aus, wenn wir über Haut und Attraktivität sprechen: Das Problem: Die kleinen Teilchen spielen in unserem Körper völlig verrückt, verhalten sich unberechenbar und aggressiv. Sie marodieren durch die Zellen auf der Suche nach einem Elektron. Denn genau das ist das wichtigste Erkennungsmerkmal dieser Fieslinge: Ihnen fehlt ein Elektron! Da muss man kein „FBI-Profiler" sein, um den Tathergang in der Zelle vorherzusagen. Denn wenn erstmal ein solcher Radikaler loslegt, passiert folgendes: Es macht sich auf die Suche nach einem wehrlosen Molekül, um ihm ein Elektron zu entreißen.

Und das führt zu einer Kettenreaktion, es entstehen immer mehr freie Radikale, die Folge ist „oxidativer Stress". Durch diesen Prozess werden erst die Zellmembranen in unserem Körper geschädigt, dann dringen die Freien Radikale bis zum Zellkern und der darin enthaltenen Erbsubstanz vor. Die Zelle wird entweder vorzeitig ersetzt, stirbt also ab (dadurch altern wir), oder sie kann sich sogar verändern. Das kann in der Folge bis zu schwersten Erkrankungen wie Krebs führen. Besonders betroffen von diesem oxidativen Stress ist alles Gewebe, das sich eh schnell erneuern muss, wie zum Beispiel die Haut, Schleimhaut oder Blut.

Wissenschaftler schätzen, dass rund 70 Prozent aller Krankheiten durch Freie Radikale entstehen!

Bei Äpfeln lässt sich übrigens besonders gut beobachten, wie Freie Radikale wirken: Schält man einen Apfel und wartet ein paar Minuten, verfärbt sich die Fruchtoberfläche braun. Eklig, nicht wahr? Freie Radikale haben ihr zerstörendes Werk vollbracht. Das Fruchtfleisch reagiert nämlich mit dem Sauerstoff aus der Luft, freie Radikale entstehen und greifen unmittelbar ihre Zellnachbarn an. Grob vereinfacht gesagt, altert das Fruchtfleisch des Apfels vor unseren Augen.

In Bezug auf unsere Schönheit beeinflussen Oxidantien leider auch das Kollagen und die Lipidschicht der Haut. Straffende Hautfasern werden abgebaut, das Bindegewebe wird schlaffer, der Teint ledrig und fahl.

Im Normalfall verfügt der Körper über eine Art eigene Feuerwehr, die sogenannten Radikalenfänger oder „Anti-Oxidantien". Diese Spezialeinheit kann die von den Bösewichtern ausgelöste zellschädigende Kettenreaktion aufhalten. Solche antioxidativen Enzyme werden vom Körper selber gebildet, allerdings braucht er für die Produktion dieser Einsatztruppe einiges an Material, wie z.B. Kupfer, Zink, Eisen, Selen und die Vitamine A, C, D oder E. Waren die Anti-Oxidantien erfolgreich bei der Abwehr, sind sie danach „verbraucht", der Mensch muss also für Nachschub über die Nahrung sorgen, um den Kampf jeden Tag erfolgreich weiterzukämpfen. Und genau hier liegt das Problem: Wer unter oxidativem Stress leidet, ist höchst wahrscheinlich auch nicht in der Lage, sein Vitamin-Defizit auszugleichen. Denn zu viele Freie Radikale bedeuten auch immer zu wenig Vitamine.

Ein Teufelskreis, aus dem nur entkommt, wer gleichzeitig die Ursachen für Freie Radikale minimiert und seine Vitamin-Zufuhr erhöht.

Wodurch entsteht ein Vitamin-Defizit?

Als Richtlinie für die tägliche Vitamin-Zufuhr gibt es verschiedene Werte für Kinder, Erwachsene, Schwangere, etc. Nun gibt es aber eine endlose Zahl von äußeren und inneren Einflüssen, die unseren Vitaminbedarf erhöhen.

Der Klassiker ist hier natürlich das **Rauchen**. Mit jeder Zigarette wird der Körper geradezu überschwemmt von Freien Radikalen, Schätzungen zufolge entstehen pro Zug hundertmal mehr Oxidantien als der Körper überhaupt Zellen besitzt. Um dagegen anzukommen, muss man schon eine ganze Armada von Vitaminen ins Rennen schicken.

Noch so ein Vitamin-Räuber ist Alkohol: Je höher der tägliche Konsum, desto weniger Vitamine kann der Körper aufnehmen, weil die Leber Nährstoffe schlechter verwerten kann.

Dauerstress im Job oder im Privaten, anstrengender Sport, Sonnenbäder und Diäten magern ebenfalls den Vitaminhaushalt ab. Bei Frauen treten zusätzlich Hormonpräparate wie die „Pille" oder schlichtweg eine Schwangerschaft mit in den Reigen der Vitamin-Räuber. Und natürlich ganz zu schweigen von dem Problem unserer Zeit Nummer eins: Wir ernähren uns meist nicht gesund genug! Durch die Überdüngung der Felder enthalten Obst und Gemüse weniger Nährstoffe, Industrie- und Fertig-Produkte liefern kaum die benötigten Vitamine. Aber woher weiß man, in welchen Lebensmitteln viele Vitamine stecken, und in welchen nicht? Denn darauf kommt es doch bei der Bekämpfung der Freien Radikalen an ...

Da hat die moderne Wissenschaft einen wichtigen Schritt getan: Es gibt die Liste der sogenannten ORAC-Lebensmittel. Der ORAC-Wert (Oxygen Radical Absorbing Capacity) gibt den Grad an, in dem ein biologischer Stoff ein Freies Radikal ausbremst. Das können Gewürze sein, Beeren, Spinat, Nüsse – im Grunde alles, was man mit der Nahrung aufnehmen kann, und natürlich auch Nahrungsergänzungsmittel. Wahre Booster der körpereigenen Abwehr sind zum Beispiel:
- Pecan-Nüsse
- Goji-Beeren
- rohe Ingwerwurzel
• Artischocken
• Cranberries

Jetzt müsste man es nur noch schaffen, den Stress abzuschalten, regelmäßig sieben Stunden zu schlafen, auf Alkohol und Zigaretten zu verzichten und nicht ohne UV-Schutz aus dem Haus zu gehen. Wissenschaftler gehen übrigens davon aus, dass der Mensch, der Freie Radikale in den Griff bekäme, gut und gerne 120 Jahre alt werden könnte. Um einzuschätzen, wie stark man selber von Freien Radikalen betroffen ist, soll dieser kleine Test helfen:

Selbsttest „Freie Radikale":
Einfach jede der folgenden Frage mit
Ja oder Nein beantworten

1. **Wohnst Du** in einer größeren Stadt mit viel Verkehr?
2. **Rauchst Du** mehr als 5 Zigaretten am Tag?
3. **Treibst Du** viel Sport?
4. **Gönnst Du** Dir oft schnelle fettreiche Mahlzeiten, zum Beispiel Pizza?
5. **Bist Du** (nach dem BMI) übergewichtig?
6. **Trinkst Du** öfters als einmal die Woche Alkohol?
7. **Isst Du** weniger als viermal täglich frisches Obst oder Gemüse?
8. **Gehst Du** manchmal ins Solarium oder sonnst Dich im Sommer gerne?
9. **Schläfst Du** regelmäßig zu wenig oder schlecht?
10. **Fühlst Du** Dich in Deinem Job oft gestresst?
11. **Hältst Du** Dich an eine Diät, um abzunehmen?
12. (Frauen:) **Nimmst Du** die „Pille"?

Abseits aller Krankheiten, regelmäßiger Medikamenten-Einnahme oder Arbeit in Risikoberufen (z.B. wenn jemand Radioaktivität ausgesetzt wäre), gilt:

Wer bei den oben gestellten Fragen mehr als dreimal mit JA geantwortet hat, leidet schon unter erhöhtem oxidativem Stress.

Dies ist natürlich keine wissenschaftliche Aussage, sondern beruht auf allgemeinen Studien und Erfahrungswerten. Wer wirklich exakt wissen möchte, wie stark er von Freien Radikalen betroffen ist, sollte einen Blut- und Urin-Test beim Arzt machen. Der kleine Fragen-Katalog oben soll nur ein Gefühl dafür geben, ob Du mehr Vitamine essen solltest, um den Freien Radikalen den Kampf anzusagen. Denn Vitamine sind nun mal der beste Zellschutz, für den Körper, die Haut und das gute Aussehen.

Hier ein paar schnelle Tricks, wie man die Ausbreitung von Freien Radikalen im Körper ausbremsen kann:

Gurken essen

Auch wenn man immer wieder liest, wie wichtig es ist, ausreichend Wasser zu trinken: Wer zu viel trinkt, riskiert sogar, dass er Vitamine und Nährstoffe aus dem Körper schwemmt. Ideal und ausreichend ist normalerweise ein großes Glas Wasser pro Stunde. Noch besser ist es, Wasserspeicher wie Gurken oder Weintrauben zu essen. Sie füllen die $H2O$-Speicher der Zellen direkt auf und polstern die Haut ein bisschen auf.

Mehr Fisch essen

Seefisch wie Wildlachs, Makrele oder Tunfisch enthalten viele Omega-3-Fettsäuren, die der Körper selbst nicht herstellen kann, aber zur Hautpflege von innen benötigt. Sie bremsen entzündliche Vorgänge in den Zellen aus, kräftigen die Zellmembran und verlangsamen somit die Alterung. Mindestens zweimal die Woche essen. (Allerdings kann ich diesen Tipp nur mit Einschränkungen empfehlen, siehe Seite 132)

Vor Sonne schützen

UV-Strahlen dringen in das Bindegewebe der Haut ein und schädigen die stützenden Kollagenfasern. Deswegen jeden Tag (!) ölfreien Sonnenschutz verwenden, mindestens LSF 30, und das nicht nur am Strand, sondern jeden Tag! Denn UV-Licht bedrängt die Haut auch an bewölkten Tagen, und ja, auch durch Bürofenster oder Autoscheiben. Es gilt: Die Sonne scheint so lange, bis sie untergeht!

Im Wald joggen

Regelmäßiger Sport verlangsamt die Zellalterung. Aber wer regelmäßig in der verkehrsreichen Innenstadt joggen geht, belastet die Haut mit Abgasen. US-Studien belegen, dass Moleküle aus dem Auspuff tief in die Haut dringen und Zellen schädigen können. Die Freien radikale feiern dann eine richtige Orgie. Also lieber im Wald laufen oder schwimmen gehen.

Vitamin C essen

Ein wichtiges wasserlösliches Antioxidans - das also gegen Freie Radikale wirkt - ist Vitamin C. Es steckt in vielen Obst- und Gemüsesorten, wie Orangen, Kiwis, Broccoli, Tomaten und Paprika. Mit einem abwechslungs-reichen Angebot lässt sich die empfohlene Zufuhr von 100 mg pro Tag leicht decken. Raucher brauchen aber täglich eine Extraportion, mindestens 150 mg Vitamin C. Und so viel steckt zum Beispiel in:

2 großen Orangen

4 Kiwis

1 kleinen Portion Broccoli oder

1 kleinen Portion Paprika Aber Achtung: Das Gemüse sollte lokal und bio angebaut sein, damit man wirklich die erwartete Menge Nährstoffe kriegt. Gemüse und Obst vom Discounter schafft das zum Beispiel oft nicht.

Vitamine kombinieren

Das kennt man von vielen Nahrungsergänzungsmitteln, die magische Formel A-C-E. Also die drei jeweiligen Vitamine. Und das gilt auch für schöne Haut: Die Vorstufe von Vitamin A, nämlich das Betacarotin, kann freie Radikale unschädlich machen. Es steckt vor allem in roter Paprika, Feldsalat, Karotten und Chicorée. Betacarotin zum Beispiel entfaltet seine Schutzwirkung bei einer täglichen Dosis von 2-4 mg. Das schaffen: - 50 g Feldsalat - eine halbe rote Paprika oder
 - eine kleine Portion Wirsing

Aber: „Viel hilft viel" gilt hier nicht." Im Gegenteil: Höhere Mengen an Betacarotin haben sich bei starken Rauchern sogar als schädlich erwiesen. Vitamin E dagegen kriegt man am besten aus hochwertigen Pflanzenölen wie Weizenkeim-, Sonnenblumen- oder

Maiskeimöl oder Nüssen, wie Mandeln, Erdnüssen, Haselnüssen und Walnüssen.

Und was bringen Anti-Oxidantien in Cremes?

Mittlerweile gibt es einige großartige Pflegeprodukte mit hoch-effektiven Anti-Oxidantien, die von außen in die Haut eindringen und sich dort als Bodyguards nützlich machen. Das Resultat: Die Haut wirkt erholter, straffer, strahlender und ist besser geschützt gegen die alters-beschleunigenden Freien Radikalen. Mehr dazu in Kapitel 10, meiner persönlichen Hit-Liste der besten Pflegestoffe.

„Eure Heilmittel
sollen Eure   Nahrungsmittel
sein!"

(Hippokrates, griechischer Arzt und Naturbeobachter,
460 - 370 v. Chr.)

126

Kapitel 9:
DER PH-WERT DER HAUT

Entzündungen, übersensible Haut oder Falten – hängt alles mit dem pH-Wert des Teints zusammen. Nur: die wenigsten wissen, wenn ihre Haut sauer ist! Reden wir darüber! Eigentlich sollten wir jetzt gleich mal 30 Minuten lang unsere Partnerin / unseren Partner küssen. Oder einen lustigen Film anschauen. Oder raus gehen und ein bisschen im Dreck wühlen. Denn all das stärkt unser Immunsystem messbar! Natürlich funktioniert das leider auch andersherum – etwa, wenn wir mit dem Partner streiten oder in der Arbeit überfordert sind. Dann blockieren Stresshormone unsere Abwehrkräfte und eine Schürfwunde auf der Haut braucht zum Beispiel länger, um zu verheilen. Denn auch unsere Haut reagiert sensibel auf äußere und innere Aggressoren. Den ganzen Tag versuchen Bakterien, Pilze, Viren & Co in unseren Körper einzudringen. Um die Terroristen abzuwehren, hat unser Körper sich mit einem Schutzwall ausgestattet und diverse Hürden eingebaut: Enzyme in Tränen und Speichel töten Bakterien ab, Flimmerhärchen in der Nase fangen Eindringlinge wie ein Fliegengitter ab, und auf der Haut herrscht ein saures Milieu, durchschnittlich ein pH-Wert von circa 5,5 bis 5,7 – den die meisten Erreger nicht überstehen. Das Problem: dieser pH-Schutz der Haut wird täglich verschoben, in zu saure oder zu basische Bereiche. Dann kann die Selbstverteidigung, das Immunsystem der Haut, nicht richtig funktionieren. Es kommt zu fahlem, müden Teint, vermehrter Faltenbildung, sensiblen Überreaktionen, Entzündungen, trockenen Stellen. Hilfe verspricht eine neue Generation der Hautpflege, sie sich dem pH-Bedürfnis des Teints anpasst.

Was sagt der pH-Wert überhaupt aus?

Bevor das ganze jetzt klingt wie ein Exkurs in den Chemie-Unterricht zu Schulzeiten, nur kurz die Zusammenfassung: Es gibt H+ und OH-, Wasserstoff Ionen und Hydroxidionen. Viel H+, viel Wasserstoff, bedeutet: sauer. Viel OH- bedeutet basisch. Schweißt man beide Komponenten zusammen, ergibt das H_2O, Wasser, und das ist bei einem pH-Wert von 7 neutral. Dieser pH-Wert gibt also an, wie sauer oder alkalisch ein Stoff ist. Je kleiner der Wert, desto saurer ist eine Flüssigkeit. Im Blut des Menschen ist es zum Beispiel wichtig, dass der pH-Wert bei ungefähr 7,4 liegt. Verändert sich dieser Säuregrad, geraten alle chemischen Prozesse aus dem Gleichgewicht. Die Steuereinheit dieser Vorgänge ist die Niere: Sie kann H+ oder Mineralstoffe zurückhalten, um den PH-Wert im Körper konstant zu halten. Wird das Blut zu alkalisch, wirft die Niere wieder mehr H+ ins Rennen, um alles in Balance zu bringen. Schuld am ständigen Ungleichgewicht des Säure-Basen-Haushaltes sind vor allem unsere Lebensgewohnheiten.

Wer raucht, Alkohol trinkt, viel Fleisch, Zucker oder Weißmehl zu sich nimmt, oder schlichtweg dauergestresst ist, forciert die Säurebildung im Körper.

Diese Folgen machen sich dann auch auf der Haut bemerkbar: Der Teint wirkt grau, fahl, schuppig, neigt zu vermehrter Faltenbildung – und sogar Haarausfall und brüchigen Fingernägeln.

Wie beeinflusst unser Alltag, unser „lifestyle" den pH-Wert der Haut?

Yoga, gesunde Ernährung, Auszeiten am Wochenende – wir versuchen ständig unser stressiges Leben irgendwie in Harmonie zu bringen. Aber mittlerweile weiß die Forschung, dass auch unsere Haut nur dann gut aussehen und sich wohlfühlen kann, wenn sie ausbalanciert ist, sprich einen pH-Wert von 5,5 bis 5,7 aufweist. Diese leicht saure Flora bildet sich aus körpereigenen Komponenten wie Schweiß, Talg, Hornzellen, Salzen und Säuren. Ist die Haut aber zu alkalisch, wird sie trocken und sensibel, neigt um ein Vielfaches zu mehr Faltenbildung. Ist sie übersäuert, bilden sich vermehrt Unreinheiten, Rötungen und Entzündungen. Nur leider benutzen viele Männer die falschen Reinigungs- und Pflegeprodukte und ernähren sich dazu noch falsch – dann gerät die Haut immer weiter aus der Balance. Besonders nach der Reinigung wird der Säureschutz der Haut schlichtweg abgewaschen. Herkömmliche Seife etwa hat einen pH-Wert von 9 oder höher, also weit südlich der hauteigenen 5,5. Sie zerstört vorübergehend den Schutz der Haut und verschiebt den Wert weit ins alkalische, löst wichtige Fette aus der Haut.

Dann dauert es mehrere Stunden, bis der Körper den Defekt ausgleichen kann. Woran man das merkt? Wenn sich zum Beispiel nach dem Gesichtwaschen der Teint trocken anfühlt und spannt. Deswegen sollte es das Ziel der Pflegeroutine sein, die geschmeidige, durchfeuchtete Haut zu erhalten, beziehungsweise wieder herzustellen. Aber, wer schon mal den Aufdruck „pH-neutral" auf Shampoos und Pflegeprodukten gesehen hat: Auch dieser hilft nicht wirklich gegen Hautprobleme. Denn pH-neutral bedeutet, der Säuregrad liegt etwa bei 7 – also ebenfalls weit über den hauteigenen 5,5! Mit dem Ausdruck ‚pH neutral' haben sich Texter in Werbeagenturen irgendwann grob vertan, oder die Industrie glaubte, dass Verbraucher intellektuell überfordert sein könnten, wenn man ihnen die ganze Wahrheit erklärt. Denn in Wahrheit ist es ein Teufelskreis: Schon alleine unser Leitungswasser ist in der Regel stark kalkhaltig und mit Chlor versetzt. Dieses harte Wasser trocknet die Haut aus. Schäumende Duschgele und duftende Badezusätze wirken zusätzlich entfettend, die folgende Pflege ist meistens zu sauer – und früher oder später reagiert die Haut dann irgendwann zickig und meldet Rotalarm. Daher hat die Industrie einen neuen Wert eingeführt, „pH-hautneutral". Nochmal: Statt dem irreführenden pH-neutral sollte man auf pH-Hautneutral achten! Das sind Produkte, die dem Wert 5,5 der Haut entsprechen und schnell helfen, die Haut zurück in ihre Balance zu bringen.

Basische Ernährung schützt den Körper vor Übersäuerung

Um dem Körper die Regulation des Säure-Basen-Haushalts zu erleichtern, kann man auch seine Eß- und Trinkgewohnheiten ändern: Wer zu wenig basische Lebensmittel zu sich nimmt, kann irgendwann die Übersäuerung, die durch Bewegungsmangel, Stress, Nikotin, Zucker oder Kaffee entsteht, nicht mehr ausgleichen. Daher sollte man im Alltag darauf achten, sogenannte „stark basische Nahrungsmittel" zu sich zu nehmen, wie zum Beispiel Kartoffeln, Zwiebeln, frische Erbsen, Gurken oder Soja-Produkte. Es ist einfach wie im echten Leben: Die Mischung macht's. Ein bisschen sinnvoller ernähren, ungünstige Faktoren so weit wie möglich vermeiden, und die richtige Hautpflege betreiben – schon meldet die Haut, dass sie sich wohlfühlt.

Tipp: in Apotheken bekommt man Indikatorstreifen für die pH-Wert-Messung der Haut, die natürlich wirklich aussagekräftig sind. Aber dieser Test hier gibt schon ein ganz gutes Gespür dafür, wo man sich ungefähr bewegt …

Selbsttest:

Ist Deine Haut sauer?

Die folgenden acht Fragen verraten, wo der pH-Wert Deines Teints ungefähr liegt.

1. Wie fühlt sich Deine Haut direkt nach dem Waschen an?

a) Weich und angenehm
b) Trocken, mit Spannungsgefühl
c) Leicht ölig und nicht wirklich porentief rein

2. Wie oft trägst Du Feuchtigkeits-Pflege auf?

a) In der Regel morgens und abends
b) Einmal am Tag
c) Nie

3. Reagiert Deine Haut manchmal überempfindlich auf Kosmetik-Produkte?

a) Nein, eigentlich vertrage ich alles
b) Manchmal bilden sich Rötungen oder juckende Stellen
c) Oh Ja! Neuerdings scheine ich gar nichts mehr zu vertragen

4. Bilden sich auf Deiner Haut raue, trockene Stellen?

a) Nein, nie
b) Manchmal
c) Oft

5. Wirkt Dein Teint am Morgen irgendwie fahl, abgespannt oder neigt zu mehr Falten?

a) Nicht wirklich
b) Ja, sogar oft
c) Ganz selten mal

6. Neigt Deine Haut zu Unreinheiten und öligem Glanz?

a) Nein
b) Manchmal
c) Ja

7. Ist Deine Haut manchmal gerötet oder irritiert?

a) Nein
b) Manchmal zwickt sie, vor allem nach einigen Pflegeprodukten
c) Ja

8. Würdest Du sagen, Deine Haut wirkt gut durch-feuchtet, zufrieden?

a) Eigentlich schon
b) Meistens
c) Sie wirkt zumindest nicht trocken, aber dafür eher fettig

Auswertung:

Wer bei den acht Fragen vor allem B's als Antworten kassiert hat, dürfte einen zu hohen pH-Wert haben. Der Säureschutz ist gestört, die Haut liegt in einem zu alkalischen Bereich. Dadurch reagiert der Teint empfindlich auf UV-Licht, Bakterien und manche kosmetische Wirkstoffe.

Wer vor allem A's angekreuzt hat, dürfte einen balancierten pH-Wert haben. Alles gut, Glückwunsch. Aber Vorsicht: Zu viel Sport, falsche Ernährung, das Älterwerden und falsche Pflege könnten den jetzt optimalen Zustand in Zukunft doch verändern. aber bis dahin: Weiter so!

Am meisten C's? Dann ist Dein pH-Wert wohl zu niedrig. Ölige Haut, Unreinheiten, Überempfindlichkeit ... das dürftest Du kennen. Ein Grund könnte sein, dass Du zu vehement versucht hast, die Haut reiner zu bekommen. Gehe in Zukunft vorsichtiger mit Reinigungsprodukten, Peelings und Gesichtswasser um. Auch bei fettiger, unreiner Haut gilt nämlich eigentlich: Weniger ist mehr.

Die besten Alltags-Tricks, um den Körper - und somit auch die Haut - nicht zu übersäuern:

Grün essen

Das beste Mittel zur Vermeidung oder Bekämpfung einer Übersäuerung ist - natürlich! - eine gesunde Ernährung. Heißt in diesem Fall: basische Lebensmittel, wie zum Beispiel Obst, Gemüse, Salate, und Pilze ideal. Besonders die grünen Gemüsesorten, wie Spinat sind voller basischer Mineralien. Dafür gilt im Umkehrschluss, alle Säurebildner, vom Teller zu verbannen, also: raffinierter Zucker, Weißmehl, Alkohol und Kaffee. Denn diese Lebensmittel sind besonders säurehaltig. Andere Lebensmittel können gegen ihre basischeren Kollegen ausgetauscht werden: - statt Weißmehlprodukten (Brot oder Nudeln) lieber Vollkornprodukte - statt Margarine lieber Butter, und davon nur ganz wenig - statt Quark lieber laktosefreies Joghurt

In Basen baden

Entsäuerung über die Haut funktioniert sehr effektiv. Man kann es sich im Grunde so vorstellen: Wenn man in Basen badet, registriert der Körper das als „Angriff" von außen. Und bekanntlich neutralisieren Säuren die Basen als Gegenspieler. Also schickt der Körper über die Haut viel Säure los, um den Angriff abzuwehren. Zack, hat man Säure aus dem Körper raus, so einfach ist das. Basisches Badesalz gibt es mittlerweile in jeder Drogerie oder Apotheke. Das Wasser circa bei Körpertemperatur, nicht heißer, in die Wanne einlaufen lassen und 30 Minuten darin abtauchen. Wer keine Badewanne hat: Schon ein basisches Fußbad dreimal die Woche hilft dem Körper zu „entsäuern".

Richtig trinken

Circa drei Liter stilles Mineralwasser oder Kräutertee am Tag sind optimal, um Säuren aus dem Körper zu spülen. Aber: Es muss stilles Mineralwasser sein. Denn Kohlensäure. Alkohol, Fruchtsäfte, Energy- oder Softdrinks enthalten diverse Zusätze (von Zucker, über Süßstoff bis Koffein), die allesamt im Körper stark säurebildend wirken. Besonders toll, wenn man frische Zitrone in sein Wasser presst. Obwohl sie sauer schmeckt, entsäuert sie den Körper von innen und kurbelt die körpereigene Basenbildung an.

Zusätzlich Ergänzungen schlucken

In der Apotheke gibt es richtige Basen-Präparate, die man nicht nur unbedenklich jeden Tag schlucken kann, sondern die einen tollen Effekt auf den Körper, das Immunsystem und die Haut haben. Viele Menschen fühlen sich mit ihnen auch frischer, dynamischer, energiegeladen. Ernährungswissenschaftler empfehlen eine Basenkur über einen längeren Zeitraum (2–3 Monate). So kann der Körper nachhaltig entsäuern und der Säure-Basen-Haushalt wird wieder stabilisiert.

„Man soll dem Leib
etwas Gutes bieten,
damit die Seele Lust hat
darin zu wohnen."
(Winston Churchill, britischer Premierminister, 1874 - 1965)

Kapitel 10:
„SKIN FOOD" – WAS IST DRAN, AN DER HAUTPFLEGE VON INNEN?

Die Sprüche kennt jeder: Wahre Schönheit kommt von innen, Du bist, was Du isst, Dein Körper ist ein Tempel ... aber ich bin auch fest davon überzeugt: Um so richtig schöne Haut zu bekommen, wird eine Gesichtspflege nie reichen. Man muss viel tiefer einsteigen, seine innere Beauty nach vorne bringen. Wissenschaftler erforschen seit langem die Wirkung von Skin-Food. Dabei kommen sie immer wieder zum gleichen Ergebnis: Skin Food versorgt die Haut mit allen wichtigen Nährstoffen und bringt sie zum Strahlen. Nur eine ausgewogene Ernährung, bestehend aus Gemüse, Obst, Fisch, Ölen und ausreichend Wasser, kann helfen, die Haut von Unreinheiten zu befreien, vorzeitigen Alters-Erscheinungen vorzubeugen, die Elastizität des Teints zu fördern, und ihn jugendlichem Glow zu spenden. Nebenbei kriegt man Ärgernisse wie Pigmentflecken oder trockene Hautstellen leichter in den Griff.

Wer jetzt aber eine Liste der neuesten Mega-Hype-Trend-„Superfoods" erwartet, dem sage ich gleich vorab: Nicht mit mir! Denn solche angeblichen Super-Dinge kommen und gehen. Meist werden sie von der Werbung gepusht, ohne dass wirklich viel dahintersteckt. Und die allermeisten solcher exotischer „superfoods" sind für die meistens einfach nur super Quatsch! Quinoa, Goji, Chia, Noni … Zu all den potenziellen Wunder-Dingen und deren angeblichen heilsamen Wirkungen gibt es nur wenige Ernährungsstudien, oder wenn dann mit viel zu wenigen Teilnehmern und unrealistisch hohen Food-Portionen. In der Realität bleibt dann von der Wunderwirkung meistens nicht viel übrig. Beispiel Chia (übrigens „Tschia" gesprochen, nicht Kia. Wenn schon schlaumeiern, dann richtig). Schon die alten Maya und Azteken sollen Chiasamen gegessen haben - diese Legende reicht, um die stark quellenden Exoten-Samen als Superfood zu vermarkten. Immerhin sollen sie unfassbar viel gutes fett liefern (dazu später mehr), nämlich Omega-3-Fettsäuren. Aber: Ungeschrotet verlassen die Chiasamen den Darm weitgehend ohne jede angeblich tolle Wirkung. Da kann man lieber auf einheimische Leinsamen oder Walnüsse setzen, die wenigstens nicht einmal quer um die Welt geschifft werden müssen, Stichwort: Ökobilanz!

„You are
what you eat!
So don't be
fast,
cheap
easy,
or fake!"

Noch ein Beispiel: „Quinoa" ... das übrigens „kinwa" ausgesprochen wird, auch wenn das so ziemlich jeder Verehrer der getreide-ähnlichen Körner aus den Anden falsch sagt. Sie sind mit bis zu 15 Prozent Protein eiweißreicher als viele andere Getreidesorten, liefern quasi alle lebensnotwendigen Aminosäuren, und natürlich wieder die „guten", ungesättigten Fettsäuren. Aber: Um die immer weiter boomende Nachfrage nach Quinoa zu decken, brauchen die Bauern in Bolivien riesige Anbauflächen. Und natürlich stellen sie ihre Produktion ausschließlich auf den „Inkaweizen" um, denn damit verdienen sie noch am meisten Geld (in unserer westlichen Währung wäre das natürlich immer noch nur ein Hungerlohn). Die Folge: Monokultur, ein Desaster für das Ökosystem. Zweitens aber steigen logischerweise die Preise. Klar, wenn der „Westen" sich um das Korn reißt, kann man ihn immer teurer verkaufen. Wer darunter leidet? Die Bevölkerung vor Ort. Denn Quinoa war für Jahrhunderte eines der wichtigsten Lebensmittel der armen Bolivianer. Bis es zum Hype und in der Folge viel zu teuer für Einheimische wurde.

Aus diesen Gründen konzentriert sich meine Liste der besten Schönmacher auf dem Teller vor allem auf ganz simple, schon längst bekannte und auch noch überwiegend lokal angebaute Lebensmittel (naja, mehr oder weniger). Ihre Wirkung ist in unzähligen Studien belegt, auch wenn auf den ersten Blick die großen überraschenden Aha-Effekte ausbleiben. Eine Walnuss klingt halt nur halb so trendy oder cool wie eine Goji-Beere. Trotzdem ist sie die deutlich schlauere Wahl! Hier kommt:

„Skin Food" Teil 1 Hier kommen die schlichtweg besten Lebensmittel für wunderschöne Haut

Avocado - für jugendlichen Glow und eine schlanke Taille

Ja, die Avocado enthält verdammt viel Fett. Sie besteht, um genau zu sein, sogar zu einem Viertel aus Fett pur! Mit knapp 77 Prozent reinster Kalorien durch Fett, führt sie die Spitzenliste der fetthaltigen pflanzlichen Lebensmittel sogar an. Aber sie sind trotzdem keine Dickmacher. Denn sie liefern vor allem enorm viele sogenannte „gute" Fette! Manche Forscher glauben, dass diese „ungesättigten Fettsäuren" der Avocado aufgrund des Enzyms Lipase aktiv beim Fettabbau im menschlichen Körper mithelfen. Das Enzym steuert die Fettverbrennung während der Verdauung und im Fettgewebe, sodass das Speichern des Avocado-Fetts verhindert und der Fettabbau beschleunigt wird. Aber warum sind die Fette der Avocado also besser, als andere? Gesättigte und ungesättigte Fettsäuren sind verschiedene Arten von Fett, die in unterschiedlichen Mengen in Lebensmitteln vorkommen. Während fettreiche Milchprodukte, Käse, Wurst- und Fleischwaren sowie die meisten industriell verarbeiteten Lebensmittel (auch Kuchen oder Gebäck) einen hohen Gehalt der schlechten, gesättigten Fettsäuren enthalten, stecken einige natürliche Lebensmittel voll der „guten", ungesättigten Fette. Zum Beispiel Nüsse, Samen oder pflanzliche Öle aus Raps, Oliven und Leinsamen. Diese Öle enthalten einen hohen Anteil an Omega-3-

Fettsäuren oder sind reich an Ölsäure. Und Ölsäure, von der die Avocado ebenfalls viel liefert, steht neuen Studien zufolge im Verdacht, nicht nur eine positive Wirkung auf das Herz und den Fett-stoffwechsel zu haben, sondern auch einen direkten Abnehmeffekt! Denn Ölsäure sorgt im Dünndarm für die Produktion eines bestimmten Sattmacher-Hormons. Praktisch, oder?! Aber - zweitens - macht sich die Wirkung der Avocado auch in der Haut bemerkbar. Denn die „guten" Fette wirken auf die Zellen und sorgen für einen jugendlichen, frischen Glow. Grund sind neben den ungesättigten Fettsäuren die zahlreichen Vitamine und Mineralien, die in dieser Frucht (strenggenommen: Beere) stecken: Schon 100 Gramm Avocado decken ganze 30 Prozent des Tagesbedarfs an Vitamin K und 27 Prozent des Tagesbedarfs an Folsäure ab. Vitamin K wirkt positiv auf die Wundheilung, lässt Rötungen und Reizungen schneller verschwinden, und stärkt die natürliche Hautbarriere. Folsäure wirkt in der Haut gleich dreifach: Sie erhöht ihre Fähigkeit, Feuchtigkeit zu speichern - repariert die Zell-DNS - und hält die elastischen Fasern beweglich. Sprich: Die Avocado ist gut für die Figur und die jugendliche Ausstrahlung, den „Glow" des Teints. Übrigens gibt es Untersuchungen, die einen simplen gemischten Salat verglichen haben, mit gemischten grünen Blattsalaten, Karotten und Tomaten. Einmal mit und einmal ohne Avocado: Und siehe da, die Beta-Carotin-Aufnahme bei dem Avocado-Salat war um bis zu 17-mal höher! Denn Avocado mit ihrem Mix aus guten Fetten, erhöht die Aufnahmebereitschaft des Körpers für manche andere Nährstoffe! Vor allem die fettlöslichen Vitamine A, E und K kommen nicht ohne Fett aus.

Aber!

Ich habe vorhin von der Öko-Bilanz gesprochen, die von neumodischen „Superfoods" zerschossen wird. Leider zählt auch die Avocado zu den Mitschuldigen. Für die Herstellung einer einzigen Avocado sind im Schnitt 70 Liter Wasser nötig, in einigen Regionen sogar noch deutlich mehr. Wegen der immer weiter steigenden Nachfrage werden immer wieder neue Felder gerodet, dies teilweise illegal. In Mexiko, wo eine Mehrheit aller Avocados angebaut wird, so schätzen Umweltverbände, werden im Jahr rund 1.500 bis 4.000 Hektar Waldfläche gerodet. Deswegen beim Einkauf bitte unbedingt nur zertifizierte Produkte wählen, wie Fair Trade oder geprüfte Bio-Labels Der ökologische Fußabdruck bleibt zwar immer noch durch den weiten Transportweg leider groß, aber wenigstens betreibt man durch illegale Rodung, Monokulturen und maximale Ausbeute der Bauern nicht aktiv Raubbau an Mutter Natur und der Gesellschaft. Besser sind natürlich Bio-Avocados aus Europa (Spanien).

Und: Keine essfertig gereiften Avocados kaufen! Denn diese werden in den allermeisten Fällen unreif nach Europa verschifft, um dann hier aufwendig im Schnellverfahren in klimatisierten Hallen, bei entsprechend riesigem Energiebedarf nachzureifen. Lieber die Avocado unreif kaufen und ein paar Tage lang bei Zimmertemperaturen „ziehen" lassen. Am besten übrigens fest in Papier gewickelt, zusammen mit Äpfeln. Diese strömen ein sogenanntes natürliches „Reifegas" aus (Ethylen), das den Reifeprozess der Avocado sanft beschleunigt.

Beeren - für elastische Haut

Hier kommen sie mal wieder, die „Freien Radikale" aus Kapitel 7: Wer den Bio-Terroristen, die unsere Hautalterung beschleunigen, Entzündungen verursachen und Krankheiten begünstigen, den Kampf ansagen will, sollte sich jeden Tag eine ordentliche Portion „Antioxidantien" gönnen. Und ausgezeichnete Lieferanten dieser Abwehrspieler gegen alle entzündlichen Vorgänge in der Zelle sind Beeren - also Heidelbeeren, schwarze Johannisbeeren oder Brombeeren. Was fällt auf bei den drei Genannten? Sie sind alle tiefrot bis dunkelblau. Und tatsächlich gilt die Faustregel: Je dunkler eine Beere, desto besser. So liefert zum Beispiel ein Glas Holundersaft den gleichen Schutz wie 14 Gläser Traubensaft oder 55 (!) Gläser Apfelsaft. Ein richtiger Superstar für die Haut ist dabei die schwarze Johannisbeere: Ihre schwarzviolette Färbung verdankt sie den sogenannten „Anthocyanen": Das sind sekundäre Pflanzenstoffe, die vor Herz-Kreislauf- und Krebserkrankungen schützen sollen, entzündungs-hemmend wirken und als Antioxidans zellschädigende Vorgänge im Zaum Außerdem übertrifft ihr Vitamin-C-Gehalt bei Weitem alle anderen heimischen Früchte - und sogar Exoten wie Kiwi oder Papaya. Das enthaltene Vitamin C ist wichtig für das Immunsystem, schützt aber auch Hautzellen vor Altersprozessen, und verbessert den Aufbau von Kollagen – kommt also Haut, Haaren und Nägeln zugute. Zudem spielt Vitamin C eine essentielle Rolle bei der optimalen Aufnahme von Eisen. Und das unterstützt den Sauerstofftransport im Blut, so dass die Haut zum Beispiel beim Sport im Freien mit viel frischer Luft geflutet wird.

Darüber hinaus kann die schwarze Johannisbeere als kleiner „Fettkiller" durchgehen, auch wenn ich solche himmelschreienden Übertreibungen eigentlich nicht mag. Aber das enthaltene Vitamin C hilft dem menschlichen Körper tatsächlich, Noradrenalin zu produzieren. Dieser Botenstoff hilft, den Fettabbau anzuschieben, und kann einen träge gewordenen Stoffwechsel hochfahren. Ein echtes Fett-weg-Wunder darf man dabei natürlich nicht erwarten, aber irgendwie hat man doch trotzdem ein gutes Gefühl, wenn man die kleinen süß-sauren Beeren isst, und sich denkt: Gut für Körper und Haut! Leider gibt es lokal angebaute Bio-Johannisbeeren nur von Ende Juni bis August. Dann gilt aber: Nach Herzenslust zugreifen!

Die ganze Wahrheit, bitte! Ein weit verbreiteter Mythos lautet: „Vitamin C erhöht die körpereigene Produktion von L-Carnitin - und dieser Wunderstoff kurbelt die Fettverbrennung an." Unseriöse Texter, die sich nicht auskennen, schreiben diesen Blödsinn leider immer wieder brav voneinander ab. Dadurch wird er aber auch nicht richtiger. Denn: Studien haben längst bewiesen, dass eine zusätzliche Aufnahme in Form von Speisen, Tabletten oder Nahrungsergänzungsmitteln weder den Carnitin-Gehalt in den Muskelzellen noch die Geschwindigkeit der Fettverbrennung steigern kann. Dann schafft das die Johannisbeere auch nicht. Punkt.

Grüner Tee - als Anti-Aging-Star (und gegen Magengrummeln)

Viele Topmodels schwören auf grünen Tee. Dieser soll nämlich nicht nur unseren Cholesterinspiegel senken und sich positiv auf den Blutdruck auswirken. Die enthaltenen Pflanzenstoffe stärken auch die Hautzellen von innen gegen schädliche Umwelteinflüsse. Mehrere Studien konnten sogar einen richtigen Anti-Aging Effekt nachweisen.

Grüner Tee besteht erst einmal aus den gleichen Blättern wie schwarzer Tee. Der Unterschied: Grün heißt, sie werden nicht fermentiert, sondern nach dem Trocknen gedämpft oder geröstet. Und genau diese schonende Herstellung erhält die wichtigen Pflanzenstoffe im Teeblatt. Immerhin gilt Grüner Tee seit mehr als 5.000 Jahren als wichtige Heilpflanze, aufgrund seiner vielen wertvollen Inhaltsstoffe, von den Vitaminen A, B1, B2, B3, C, E und K, über Kalium, Kalzium, Zink, Eisen, Fluorid und schließlich den sekundären Pflanzenstoffen. Puh! Ganz schön viel Power in den kleinen Blättern. Und tatsächlich kann Grüner Tee richtig viel: - Er stärkt das Immunsystem - Wirkt blutdrucksenkend - Schützt vor Herz-Kreislauf-Erkrankungen - Beugt Karies vor - Reduziert entzündliche Vorgänge im Körper - Beruhigt Magen und Darm -Kickt das Energielevel mit Koffein Und, natürlich, darum geht es hier ja: Er lässt die Haut wunderbar strahlen. Das liegt an den „sekundären Pflanzenstoffen" wie Catechine, Polyphenole, Tannine und Epigallocatechingallat (kurz „EGCG"). Gemeinsam wirken sie entzündungshemmend, antibakteriell und antioxidativ. Heißt: Sie machen den „Freien radikalen", über die ich so oft spreche, den Gar aus. So kann der Tee zum Beispiel Schäden durch UV-Strahlung oder Abgase in der City ein bisschen abmildern, und Zellschäden ein bisschen vorbeugen. Übrigens: Grüner Tee raubt uns, keineswegs die Flüssigkeiten, ebenso wenig wie Kaffee. Das ist längst widerlegt worden. Er zählt also 1:1 zur Flüssigkeitsbilanz dazu.

„Matcha" ist übrigens das japanische Wort für „gemahlenen Tee". Hier handelt es sich um geriebene Blätter des Grünen Tees. Da also hier beim Trinken das ganze Blatt in den Körper aufgenommen wird, und nicht nur der heiße Sud vom Blatt, bekommt man gleich noch mehr Nährstoffe ab.

FAKE NEWS! Wieder mal so ein Unsinn, den man hartnäckig oft liest: Grünen Tee bitte nur mit 80 Grad heißem Wasser aufgießen, damit er alle Wirkstoffe behält, und man sie nicht verkocht. In Wahrheit aber sollte man jeden (!) Kräutertee mit kochendem Wasser übergießen, um die Keime zu killen, die sich auf den Blättern tummeln. Studien finden immer wieder hohe viele Mikroorganismen (und Pestizide) auf Tee, auch bei Grünem Tee. Deswegen: Je heißer das Wasser, desto geringer die Keimbelastung. Aber keine Sorge wegen der Nährstoffe: Je höher die Aufgieß-Temperatur, desto mehr Stoffe lösen sich auch! Vitaminen und Antioxidantien schadet die Hitze nicht, weil die zerstörerische Oxidation erst nach gut zwei Stunden eintrete. Solange man in diesem Zeitraum seinen Tee trinkt, kriegt man die volle Grüntee-Power!

Haferflocken

Hafer gehört zu den besonders nährstoffreichen Getreidesorten und enthält viele gesunde Ballaststoffe. Was sind Ballaststoffe eigentlich? Der Name klingt ja irgendwie nach unnötigem Übergepäck: Und das trifft es ganz gut. Ballaststoffe sind pflanzliche Nahrungsbestandteile, die vom Körper nur schlecht verdaut werden können. Sie werden von den Darmbakterien nicht zersetzt, sondern mehr oder weniger unverdaut wieder ausgeschieden. Und das ist etwas Großartiges! Denn, zum Beispiel Haferflocken aus Vollkorn, quellen im Darm auf, saugen dort Giftstoffe, Fett und Gallensäure an sich wie ein Schwamm, und der ganze Schmodder wird einfach wieder ausgeschieden. Salopp gesagt reinigen Ballaststoffe den Darm, gleichzeitig fühlt man sich schnell und lange satt. Somit sinkt die Gefahr von ungesundem Übergewicht. Mediziner sagen, rund 30 Gramm Ballaststoffe sollte jeder Mensch essen, jeden Tag.

Aber das heimische Getreide hat noch mehr zu bieten: Es liefert kollagenbildendes Zink, hautstraffendes Kupfer, Eisen, Calcium, Magnesium und das sogenannte „Haut-& Haar-Vitamin": Biotin. Vor allem aber spenden die gemahlenen Haferkörner viel Silizium. Das Mikrospurenelement ist nur in geringen Mengen im menschlichen Körper vorhanden, und kann noch nicht mal vom Körper selbst produziert werden. Man muss es also mit der Nahrung aufnehmen. Dann hat das Beauty-Element es aber in sich: Es soll effektiv zur Bildung von Kollagen und Elastin beitragen, das Bindegewebe straff halten. Den Aufbau und die Funktion von

Gelenkknorpeln fördern, und Giftstoffe binden, die dann aus der Haut abtransportiert werden können.

Wissenschaftliche, lupenreine Nachweise fehlen für einige angebliche Wirkungen zwar noch, aber seit Jahrzehnten findet Silizium immer mehr Fans, die darauf schwören. Und Pilotstudien anerkannter Universitäten weisen eindeutig darauf hin, dass es messbare Effekte gibt. So konnte zum Beispiel ein Team der Universität Hamburg Eppendorf zeigen, dass mehr Silizium im Körper zu deutlich dickerem Haar führt.

Was jetzt, sind Haferflocken gut oder böse? Neuerdings liest man plötzlich oft, Haferflocken seien ungesund. Das ist natürlich verwirrend. Schuld am neuerdings schlechten Image des Getreides ist die Behauptung, dass es Gluten enthalte, und das vertragen neuerdings ja viele Menschen nicht. Die Wahrheit ist aber: Ja, Haferflocken enthalten „Avenin", ein bestimmtes „Prolamin". Aber noch ist nicht genau bekannt, welches Prolamin für die Schädigung der Darmschleimhaut bei Zöliakie verantwortlich ist. Zwei Sequenzen mit jeweils vier Aminosäuren stehen im Verdacht, und davon enthält beispielsweise Weizen fünf dieser Sequenzen, das Avenin des Hafers aber nur zwei. Heißt: Oaks dürften für den allergrößten Teil der Bevölkerung unproblematisch sein.

Tatsächlich jedoch enthalten Haferflocken oft Nickel oder Schimmelpilzgifte, die für den Menschen äußerst schädlich sein können. Deswegen gilt auch bei so etwas simplem wie Haferflocken: Unbedingt ausschließlich zertifizierte (und ja, teurere) Bio-Qualität kaufen, nie Discounter- oder Supermarkt-Billigware.

Karotten

Schon die alten Römer ... haha. Ich hasse es eigentlich, wenn Sätze so anfangen. Denn in den letzten 2000 Jahren hat die Forschung doch erfreulich viel entdeckt, was die alten Griechen und Römer halt nicht wussten. Aber trotzdem: Die simple allgegenwärtige Karotte war einmal eine richtige Heilpflanze! Und ihr Effekt auf die Haut von heute ist immer noch super: sie steckt voller Beta-Carotin, einer Vorstufe von Vitamin A, und ist wichtig für die Funktion und den Aufbau der Haut. Gleichzeitig schützt es den Teint vor DNS-Schäden, die etwa durch Sonneneinstrahlung entstehen können. Übrigens: Dass viele Karotten zu essen, den Sonnenschutz ersetzt, ist nicht richtig. Die Haut kann Schäden zwar tatsächlich ein bisschen besser abblocken, aber am topisch aufgetragenen UV-Schutz kommt man trotzdem nicht herum. Dafür bräunt man dank Karotten aber ein bisschen schöner. In einer Studie der Berliner Charité stellten Dermatologen fest, dass sich Betacarotin sogar direkt auf das Hautbild auswirkt. Wow! Testpersonen mit hohem Karotingehalt sahen für ihr Alter jünger aus und hatten deutlich weniger Falten. Ideal ist eine Ration von zwei Karotten oder 200 Milliliter Karottensaft täglich.

Auf die Zubereitung kommt es an! Sowohl Betacarotin als auch Vitamin A sind fettlöslich, werden also vom Körper am besten in Kombination mit fetthaltigen Produkten wie Quark oder Frischkäse aufgenommen. Das gilt natürlich auch für Säfte und Smoothies: Wer Karotten zu einem Beauty-Drink verarbeitet, sollte zum Beispiel ein paar Tropfen bestes Olivenöl hinzufügen.

Kürbiskerne

Die tollen Kerne machen gute Laune (weil sie den Serotoninspiegel beeinflussen), lassen uns besser schlafen, enthalten viel Vitamin E, sowie das Spurenelement Zink, das wichtig ist für unser Immunsystem und die Bildung des Bindegewebes. Zink ist auch an der Synthese von Eiweiß beteiligt – das heißt im Grunde, ohne läuft nix. Ohne Zink würde sich keine Hautzelle und kein Haar bilden. Auch wer Kinder plant, hat mit Kürbiskernen einen starken Partner an seiner Seite, denn Zink verbessert die Qualität der Spermien und die Zeugungsfähigkeit des Mannes.

Geradezu sensationell sind Kürbiskerne aber vor allem als Magnesium-Quelle! Ganze 534 Milligramm Magnesium stecken in 100 Gramm der Kerne, das ist mehr als der Tagesbedarf eines erwachsenen Menschen! Kaum ein anderes Lebensmittel enthält mehr von diesem „Salz der inneren Ruhe".

Magnesium spielt eine wichtige Rolle im Stoffwechsel von Kohlenhydraten, Eiweißen und Fetten, es ist für über 300 Enzymreaktionen wichtig und hilft bei der Zellteilung. Außerdem steuert es die Erregbarkeit von Muskeln und Nerven, und hat eine Schlüsselfunktion im Herz-Kreislauf-System. Besonders häufig macht sich Magnesium-Mangel durch Wadenkrämpfe bemerkbar. Erste Anzeichen sind aber auch Muskelzuckungen im Gesicht wie an Mund oder Augenlidern. Nicht selten sinken bei Betroffenen die Stress-Toleranz und Belastungsfähigkeit im Alltag. Manchmal stellen sich erhöhte Müdigkeit und Konzentrationsschwächen ein. Viele Frauen leiden außerdem bei Magnesium-Mangel unter stärkeren Menstruationsbeschwerden. Und besonders bei länger anhaltendem Stress (zum Beispiel im Job), benötigen wir sogar noch mehr Magnesium als sonst – scheiden aber gleichzeitig verstärkt das kostbare Mineral über den Urin aus. Fies, oder? Dann lohnen sich Kürbiskerne als Knabberei sogar doppelt und dreifach!

Als Snack zwischendurch, wenn man am Nachmittag sein Tief erreicht und müde wird, spenden Kürbiskerne auch noch sehr viel Eisen, ganze 12 mg pro 100 g der nussig schmeckenden Kerne. Die Hauptaufgabe des Eisens ist der Aufbau des roten Blutfarbstoffes Hämoglobin, und somit der Sauerstofftransport zu den Zellen des Körpers (also auch in die Haut). Bei „zu wenig" Eisen im Blut kommt es in der Folge zu blassem Teint, Augenringen, Haarausfall, brüchigen Nägeln, und trockener Haut.

Machen Kürbiskerne dick? Irgendwann schreibe ich mal ein Buch über Ernährungs-Mythen. So wie diese hier: „Kürbiskerne haben fast so viel Kalorien wie Schokolade und machen dick. Also, ja, Die Kerne des Kürbisses haben einen hohen Fettgehalt. Aber selbst bei einer Diät sollte man da nicht weiter drüber grübeln, wenn (!) man im Rahmen bleibt. Heißt: Auch wenn circa 565 kcal pro 100 Gramm der Kerne echt üppig sind, wer bei etwa 28 Gramm pro Tag bleibt (Männer dürfen sogar etwas mehr, circa 56 Gramm), pusht den Metabolismus seines Körpers und wird eher schneller abnehmen, und nicht zunehmen. Eine Handvoll pro Tag, am besten frisch aus dem Kühlschrank, denn Kürbiskerne schimmeln sehr schnell, darf und sollte man sich gönnen.

Kurkuma

... auch als Gelbwurz oder indischer Safran bekannt, ist ein gemahlenes Gewürz aus den Wurzeln der „Curcuma longa" Pflanze. Und die asiatische Knolle hat es beauty- und gesundheitsmäßig voll drauf: Der sekundäre Pflanzenstoff Curcumin, ätherisch Öle, die Vitamine C, B6 und E, Eisen, Calcium sowie essentielle Mineralstoffe machen das gelbe Pulver zum echten Schönheits-Booster. Besonders das Curcumin wirkt entzündungshemmend, also auch gegen vorzeitige Hautalterung, allerdings kann es generell die Entzündungswerte im gesamten Körper senken. So reduziert die regelmäßige Einnahme von Kurkuma das Risiko für ernsthafte Erkrankungen wie Diabetes, Morbus Crohn oder Arthritis. Curcumin zeigt zudem sogar krebshemmende Eigenschaften und unterbindet die Ablagerung spezieller Eiweißverbindungen im Gehirn, die im Verdacht stehen, Alzheimer auszulösen. Nicht zu Unrecht wird die Knolle im Ayurveda und der chinesischen traditionellen Medizin seit Jahrtausenden als Heilpflanze verehrt. Sie lindert Beschwerden bei Blähungen, Völlegefühl und gereiztem Darm. Und wirkt sogar positiv auf die Leber, das Entgiftungsorgan unseres Körpers, beschleunigt also den Abbau von schädlichen Stoffen im Organismus.

Auf den richtigen Mix kommt es an - und auf die Dosierung! Vor lauter Begeisterung über die vielen positiven Eigenschaften, darf man es aber mit Kurkuma trotzdem nicht übertreiben. Viel hilft nicht immer viel. Bei größeren Mengen kann sich der gute Effekt sogar umkehren und Nebenwirkungen verursachen, wie

Magenschmerzen. Drei Gramm Pulver, oder 1,5 Gramm der Wurzel gelten als Richtlinie pro Tag. Und: Am besten immer in Kombination mit frisch gemahlenem schwarzem Pfeffer! Denn das hier enthaltene Piperin optimiert die Aufnahme der Kurkuma-Nährstoffe. In Kombination mit Piperin wird die Wirksamkeit von Curcumin um das bis zu 20-fache erhöht!

Das berühmteste Rezept für einen Beauty & Health-Drink mit Kurkuma ist die sogenannte „Goldene Milch".:

- 250 ml Pflanzliche Milch (z.B. Mandelmilch)
- 1 Teelöffel Kurkuma-Pulver (Bio, natürlich!)
- 1/2 Teelöffel frisch geriebener Ingwer
- 1 Prise gemahlener schwarzer Pfeffer
- 1 Messerspitze Zimt

Den Milchersatz langsam in einem kleinen Topf erwärmen, Kurkuma und Ingwer hinzufügen - und ganz nach Geschmack ein bisschen Süßungsmittel, etwa ein Teelöffel Manioka-Honig, oder Agavensirup) dazugeben. Drei Minuten köcheln lassen, dann in eine Tasse umfüllen und mit Zimt und Pfeffer bestreuen. Fertig!

Lachs. Oder doch nicht?

Ich sag's gleich, das hier wird ein bisschen erklärungs-intensiv, aber das Thema ist viel zu wichtig, als dass ich pauschal „Iss mehr Lachs" sagen könnte. Fangen wir also mal ganz vorne an: Es gibt elf verschiedene Omega-Fettsäuren. Vor allem Omega-3, -6 und -9 sind wichtig für Gesundheit und Schönheit. Omega-6-Fettsäuren zum Beispiel fungieren als Bestandteile der Zellmembranen und werden für Wachstums- und Reparaturprozesse benötigt. Auch Omega-3 ist essentiell für die Zellfunktion, sie halten die Zellmembranen, also die Hülle der Zellen, geschmeidig, und können die Immunabwehr stärken und Entzündungsvorgänge beruhigen. Zur Erinnerung: Das Altern ist an sich ein einziger Entzündungsvorgang.

Aber hier kommt auch schon das Problem: Wir nehmen alle in unserer westlichen Ernährung viel zu viel Omega-6 mit der Nahrung auf. Schuld sind vor allem Brot, Nudeln, eigentlich alle Fertiggerichte, und ganz oben auf der Liste schlechter Ernährung: billige Fleisch- und Wurstwaren! Denn neben Chemikalien und Medikamenten, werden in Mastbetrieben die Tiere meistens mit Getreide und Soja gefüttert, beides Stoffe mit einem hohen Omega-6-Anteil, der letztendlich über den Teller in unseren Körper wandert. Außerdem verwenden wir on-top auch noch die falschen Öle in der Küche: Viele Fette (zb Margarinen) und Öle kommen mit einem sehr hohen Omega-6-Wert. Sonnenblumenöl enthält zum Beispiel locker 120-mal so viel Omega-6 wie Omega-3. Und schon simple Kartoffelchips bestehen bis zu 30% aus Sonnenblumenöl. Dabei bräuchten wir alle mehr Omega-3! Ich versuche es mal, mit einem Beispiel von vielen zu erklären: Während Omega-6-Fettsäuren die Blutgefäße verengen und Entzündungen fördern, bewirken Omega-3-Fettsäuren das Gegenteil. Omega-3 kann die schädlichen Wirkungen von Omega-6 einigermaßen ausradieren. Liegt das Verhältnis von Omega-6- zu Omega-3-Fettsäuren zwischen 2:1 bis 5:1, heben sich diese Wirkungen gegenseitig auf, der Körper nimmt also keinen gesundheitlichen Schaden durch die Omega-6-Fettsäuren. Liegt das Verhältnis aber deutlich über 5:1, erhöht sich das Risiko von Herzerkrankungen, Bluthochdruck, Rheuma und anderen Krankheiten. Nochmal: Schon alleine ein Teelöffel Sonnenblumenöl kann das Kräfteverhältnis drastisch verschieben. Und tatsächlich enthält unsere Nahrung im Durchschnitt 10- bis 20-mal mehr Omega-6- als Omega-3-Fettsäuren. Die wenigsten Menschen erreichen demzufolge das sinnvolle Verhältnis, das eben bei 3:1 (pi mal Daumen) liegt. Wer seine Gesundheit, und sein gutes Aussehen also Boosten möchte, der sollte mehr Omega-3 zu sich nehmen. Das alleine reicht aber noch nicht, denn gleichzeitig muss man seine Omega-6-Zufuhr runterdrosseln. Denn: Unser Stoffwechsel verarbeitet Omega-6- und Omega-3-Fettsäuren mithilfe desselben Enzyms. Sind alle Enzyme mit Omega-6-Fettsäuren „besetzt", kann der Körper kein Omega-3 aufnehmen. Also muss die Devise immer lauten: Weniger Omega-6, mehr Omega-3. Punkt.

Nun läge es natürlich nahe, zu sagen: Mehr Fisch auf den Tisch. Aber das bringe ich nicht über mich. Denn rund ein Drittel aller Fischbestände der Erde gelten heute als überfischt. Das ist nicht nur ökologisch eine Katastrophe gewaltigen Ausmaßes. Darüber hinaus ist Fischfang per se grauenhaft. Forscher streiten zwar noch, ob Fische Schmerz empfinden oder nicht. Aber schon die Möglichkeit, dass sie leiden *könnten*, macht für mich die gängigen Fang-, Zucht- und Tötungsmethoden inakzeptabel. Genau wie Massenviehhaltung oder Kükenschreddern. Es tut mir leid, es so drastisch sagen zu müssen, aber: Die meisten Fische ertrinken, ersticken oder verbluten beim Fischfang. Zudem wird meistens eine große Menge „Beifang" in Kauf genommen. Oft größere Fische, wie Rochen oder Haie. Aber auch Säugetiere wie Wale und Delfine, Schildkröten und Meeresvögel verenden regelmäßig in den Netzen. Zwischen 40 und 90 Prozent (!!!) eines Fangs können Beifang sein. Aber es gibt ja auch Fisch aus Zuchtbecken, sogenannten „Inzwischen stammt laut FAO rund die Hälfte des weltweit verzehrten Fischs aus „Aquakulturen". Diese können zwar helfen, überfischte Bestände am Rande der Ausrottung zu schonen. Aber sie weisen die typischen Merkmale und Probleme der Massentierhaltung auf. So werden auf engstem Raum in Wasserbecken und Käfigen sehr schnell sehr viele Tiere herangezogen. Und weil sie logischerweise unter diesen Bedingungen anfälliger für Krankheiten sind, werden sie oft mit Antibiotika und anderen Medikamenten behandelt, deren Rückstände dann natürlich auf unserem Teller landen. Die Ausscheidungen der Fische verschmutzen die Gewässer und führen zu deren Überdüngung. Sogenannte „offene" Aquakultur-Systeme in Flüssen oder Meeren tragen dann auch noch dazu bei, natürliche Gewässer mit Medikamenten und Chemikalien zu belasten. Und übrigens: Lachs aus solchen Aquakulturen enthält deutlich höhere Omega-6-Konzentrationen als der aus Wildfang.

Ich sage nicht, dass jeder ab heute vegan leben muss. Das schaffe ich selber auch nicht strikt. Aber ich sage, es würde unseren Planeten heilen, wenn es jeder täte. Zumindest sollte man aber definitiv auf alles verzichten, was massiv Schäden an Mutter Erde - und somit auch an unserer Gesellschaft und an unserem eigenen Körper anrichtet. Billiges Hackfleisch aus dem Discounter, die günstige Kilopackung tiefgefrorener „Alaska-Seelachs praktisch grätenfrei", Hühnereier aus der Legebatterie … wer so etwas isst, muss sich bewußt sein, dass er Tieren, unserem Planeten und seiner Gesundheit immense Schäden antut. Genauso nehme ich hier übrigens alle Beauty-Blogger:innen und Journalisten mit in die Pflicht, endlich aufzuhören mit ihren dahingeschluderten, sinnfreien Tipps. Wie oft liest man: Iss mehr Lachs. Da machen es sich manche Menschen sehr sehr einfach, und halten ihre Leser und Zuschauer für dumm.

Die Alternative: Algen! Im nächsten „Big Book of Beauty: Anti-Aging" werde ich mich intensiv mit der fabelhaften Welt der Algen beschäftigen, aber hier schon mal kurz angerissen: Das Meeresgrün liefert vegan, und völlig natürlich die wichtigsten Omega-3-Fettsäuren (EPA und DHA). Sie enthalten außerdem hautstraffende Proteine und pflegende Linolsäure, sowie spezielle Zucker, die den Teint gegen Einflüsse von außen wappnen. In Cremes könnten Mikroalgen übrigens sogar doppelt schützen, da ihre Abwehrzellen die hautreizende Wirkung des Stresshormons Kortisol abmildern. Also Hautschutz gegen Einflüsse von innen und von außen! Und dafür muss nicht ein einziges Tier leiden.

Walnüsse

Sie enthalten Biotin, Kalzium, Magnesium, Zink und Eisen sowie das „Zellschutzvitamin E", Panthotensäure und die eben genannten Omega-3-Fettsäuren. So sorgen sie für glatte Haut, starke Haare, wirken als Feuchtigkeitsbooster von innen, unterstützen die Haut dabei, kleinere Schäden schneller zu reparieren und die Hautalterung zu entschleunigen.

Ein Mangel an Biotin kann dagegen zu Unreinheiten, Haarausfall oder brüchigen Nägeln führen. Durch den hohen Fettgehalt sind Walnüsse zwar ordentlich kalorienreich. 30 Gramm pro Tag - also ungefähr 10 stück, ohne Schale - sind aber mit gerade mal 200 Kalorien (kcal) völlig in Ordnung.

Besonders Männer sollten täglich zugreifen, denn Walnüsse schützen auch vor hohem Blutdruck und Prostatakrebs. Die amerikanische Gesundheitsbehörde FDA (U.S. Food and Drug Administration), die über die Zulassung von Arzneimitteln entscheidet, hat den gesundheitlichen Nutzen von Walnüssen offiziell bestätigt. Das ist so eine Art Ritterschlag der Medizin-Branche.

Wasser

Ich gebe zu, das klingt so banal, dass es weh tut. Aber es ist andererseits so wichtig, dass mir das simple, reine Wasser eine ganze Seite wert ist (in Wahrheit könnte ich ein halbes Buch darüber schreiben!) Also, der menschliche Körper besteht zu einem großen Teil aus Wasser – im Erwachsenenalter zu 50 bis 60 Prozent, mit steigendem Alter sinkt der Anteil auf 45 Prozent. Wasser sorgt im Körper für den flüssigen Verkehr der Nährstoffe hin zu den Zellen, und sorgt natürlich für eine optimale Hautspannung. Klar: Trockene Haut knittert. Mit ganz wenigen Ausnahmen ist Durstgefühl übrigens bereits Ausdruck einer sogenannten „negativen Wasserbilanz", heißt man hat zu wenig getrunken. Anstelle von Softdrinks, Saft oder Kaffee ist Wasser die bessere Wahl, ein großes Glas pro Stunde ist normalerweise die perfekte Dosierung. Dann stellt sich nur die Frage:

Welches Mineralwasser ist denn das beste? Hier kommt mal wieder so ein zweischneidiges Schwert unserer modernen Zeit. Einerseits sind mineralhaltige Sprudel besser als Leitungswasser, da sie auf verschiedene Leistungsansprüche zugeschnitten sind: - Viel Magnesium (min. 50 mg pro Liter) ist ideal für Workaholics und Gestresste, denn Magnesium reguliert die Erregbarkeit der Zellmembranen, dämpft Nervosität, Reizbarkeit und Muskelverspannungen und fördert die Konzentration. - Wer besonders viel Sport treibt oder einen körperlich-anstrengenden Beruf hat, sollte auf einen Mix aus Natrium (min. 200 mg pro Liter) und Magnesium (circa 50 mg) achten. - Viel Calcium dagegen, wird vor allem bei Älteren wichtig, denn es aktiviert das Vitamin D und die knochenaufbauenden Zellen des Körpers, führt zu einer Erhöhung der Mineraldichte im Knochen. Immerhin: Laut Studien bleiben ganze 46 % der Männer und 55 % der Frauen unter der empfohlenen täglichen Zufuhr von Calcium. Viele erreichen nur eine tägliche Zufuhr von 600 – 800 mg. Noch schlimmer ist es bei allen, die keine Milch und Milchprodukte mögen oder nicht vertragen, sowie bei Sportlern, die vermehrt Mineralien durch Schwitzen verlieren. Dann fehlen oft bis zu 400 mg und mehr, um das tägliche Minimum zu erreichen. Und dieses Defizit kann Leitungswasser neunmal nicht ausgleichen.

Was andererseits ein Argument gegen Mineralwasser aus der Flasche spricht, ist die Ökobilanz. Je nach Abfüllung, Verpackung und Transport. Vor allem importiertes Flaschenwasser verursacht bis zu 1000-mal (!) mehr Umweltbelastungen als Leitungswasser. Und in Deutschland ist die Qualität des Wassers frisch vom Hahn auch super. Da muss man im Grunde seinen eigenen Weg finden, die Pros und Contras abwägen. Lokal hergestellte, nachhaltige Mineralwasser halte ich persönlich aber für eine gute Lösung. Das fancy importierte Wasser, das mit Schiffen oder Lastwagen erst zu mir in den Supermarkt gebracht werden muss, natürlich nicht!

„Skin Food" Teil 2: Die „Shit-List" der Lebensmittel, die den Teint ruinieren

Milch - kann zu Pickeln führen

Bevor Missverständnisse auftreten, ich rede hier von „echter", tierischer Milch. Und die kann - auch wenn Cleopatra jeden Tag drin gebadet haben soll - leider Pickel verursachen. Also, wenn man sie trinkt. Denn es sind vor allem Hormone, die bei der Entstehung von Unreinheiten eine wichtige Rolle spielen. Sie beeinflussen sowohl die Zell- als auch die Talgproduktion, dadurch liegen salopp gesagt mehr abgestorbene, lose Hautschuppen auf dem Teint herum, und verstopfen die Talgdrüsen. Gleichzeitig wird vermehrt Talg produziert, der eben nicht abfließen kann. Die Folge: Mitesser, entzündete Pickel.

Besonders wichtig in diesem Zusammenhang sind männliche Sexualhormone (Androgene), Insulin, und der „insulinähnliche Wachstumsfaktor IGF-1". Genau diese drei Feinde des klaren, reinen Teints werden negativ von Milch beeinflusst. Ist zum Beispiel der IGF-1-Spiegel im Blut erhöht, blühen Mitesser und Pickel richtig auf. Das gilt übrigens auch für laktosefreie Milch! Nur die veganen Kollegen wie Mandel- oder Reismilch sind IGF-frei. Milchprodukte zählen außerdem zu den Lebensmitteln, die den Insulinspiegel am effektivsten in die Höhe schnellen lassen. Und je mehr Insulin, desto mehr DHT (Dihydrotestosteron): Dieses Abbauprodukt des männlichen Sexualhormons Testosteron, regt das Wachstum der Talgdrüsen an, sodass diese leichter verstopfen und zu Mitessern oder Pickeln werden.

Weißbrot und Nudeln - können Rötungen und Entzündungen hervorrufen

Ich bin generell Fan einer gesunden low-carb Ernährung. Und das kommt auch der Haut zugute: Denn wer viele raffinierte Kohlenhydrate zu sich nimmt, wie sie in Weißbrot, Pasta oder weißem Reis zu finden sind, signalisiert dem Blutzuckerspiegel: Feuer frei! Dann passiert im Körper ganz viel, und wenig Gutes, zum Beispiel verändert sich die Bakterienlandschaft im Darm, das kann zu entzündlichen Vorgängen im ganzen Körper führen. Außerdem übersäuert der Magen schnell. Am Ende kriegt man jedenfalls schnell Pickel und Rötungen. Wirkliche Unverträglichkeit gegen industriell verarbeiteten Weizen haben zwar nur ganz wenige … gerade mal 0,5 Prozent der Bevölkerung leidet an der Autoimmunkrankheit Zöliakie, und ist und allergisch gegen das spezielle Eiweiß im Weizenmehl. Aber dieses Gluten fördert leider auch ohne Zöliakie bei vielen Menschen die Entzündlichkeit der Haut. Wer auf Nummer sicher gehen will, achtet beim Einkauf auf unbedenkliche Kohlenhydrate. Die sind zum Beispiel in Gerste, Erbsen, Kürbis, schwarzen Bohnen, Vollkornbrot, und Nudelwaren aus roten Linsen oder Kichererbsen (und die schmecken mittlerweile richtig super!)

Fette - lassen uns schnell mal alt aussehen

Es ist nunmal so: aus irgendeinem Grund schmecken die besonders ungesunden Sachen auch besonders gut. Die Tüte Chips vor dem Fernseher. Das köstlich-luftige Croissant zum Frühstück. Der Topf Eiscreme („half baked", Schlumpfeis und vor allem „rocky road" sind meine schlimmsten Schwachmacher!), ja schon jede Scheibe Wurst oder Salami auf dem Pausenbrot, Pommes, Burger Tütensuppen, Müsliriegel ... Eines haben sie alle gemeinsam: Es stecken unerhört viele „Transfette drin". Das sind künstlich gehärtete Fette, die der Körper nicht verarbeiten kann. Und diese kleben sich wie Leim an Zellwände, Blutbahnen und Nerven - und beeinträchtigen ihre Funktion. Schon geringe Mengen Transfett verdoppeln das Risiko für Herz-Kreislauf-Erkrankungen! Außerdem verstopfen sie die Blutgefäße. Der Teint wird dadurch weniger durchblutet, wirkt blass und verliert seine Spannkraft. Auf lange Sicht folgen vorzeitige Hautalterung und mehr Pickel.

Wer nicht auf Kekse, Croissants und Pizza verzichten möchte, sollte am besten selber backen. Doch Vorsicht: Auch in der eigenen Küche können Transfette entstehen! Deswegen bei der Wahl des Fettes nach dem Hinweis „ohne gehärtete Fette" suchen, sowie „hitzebeständig". Auch zum Anbraten von Fleisch ist nicht jedes Fett gut geeignet: Am besten man wählt Kokosfette oder speziell als Bratöle ausgeschriebene Pflanzenöle, wie Rapsöl. Generell gilt: Beginnt Öl in der Pfanne zu rauchen, bilden sich hier gerade schädliche Fette!

Salz - verursacht dicke Beine und verquollene Augen

Es ist eine reine Gewöhnungssache, schon fast wie eine Sucht: Wer sein Essen reichlich slazt, gewöhnt sich daran, bis es ihm langweilig also fad schmeckt, dann salzt er noch mehr. So neigen wir mittlerweile fast alle dazu, es zu übertreiben, und Essen als wohlschmeckend zu empfinden, wenn es eigentlich schon längst versalzen ist. Das Problem aus Beauty-Sicht: Das Zuviel an Salz entzieht dem Körper Feuchtigkeit, trocknet ihn regelrecht aus. Deswegen hat man ja nach dem Essen oft auch Durst. Und Salz regt den Körper an, mehr Talg zu produzieren. Und zack, da haben wir sie wieder: Verstopfte Poren, Unreinheiten & Co.

Außerdem fördert viel Salz dicke Augen und ein aufgedunsenes Gesicht. Auch hier ist der Wasserhaushalt schuld. Denn gerät er ins Ungleichgewicht, denken die Schwellkörper im Gesicht sie müssten mehr Flüssigkeit ansammeln. Und schon wirkt man am Morgen nach einem üppig gesalzenen Dinner richtig aufgequollen. Übrigens nicht nur im Gesicht: Auch die Haut auf den Beinen kann durch Wassereinlagerungen schwammig erscheinen. Deswegen gilt: Würzen ja, salzen nein!

Schlusswort -
Und noch ein Versprechen!

Du hast es geschafft. Das waren meine ultimativen Experten-Tricks, quasi das Allerbeste, was ich in den letzten 20 Jahren selber erfahren und gelernt habe, in Studien und endlosen Selbstversuchen.

Vielen Dank, dass Du mit mir durch rund 150 Seiten Charisma-Basiswissen durchmarschiert bist. Und vielen Dank für die Zeit, die Du mit mir verbracht hast. Ich hoffe, Du hast ganz viel mitgenommen, schnelle Tricks und life-hacks, die Du in Zukunft vielleicht wirklich umsetzen möchtest.

Und ich verspreche, Die Reise geht spannend weiter! Auch die anderen Bücher dieser Reihe stecken voller Übungen, praktischer Anleitungen und Selbsttests. Wenn Du also Lust hast, noch besser auszusehen, entspannt mit dem Älterwerden umzugehen (in jedem Alter! Von 20 bis 99), und einfach glücklicher im Leben zu werden - dann bist Du bei mir goldrichtig!

Wenn Du möchtest, treffen wir uns wieder ...

Dein Constantin

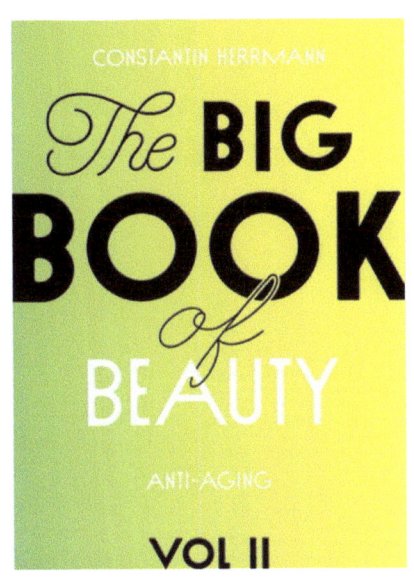

**Big Book of Beauty
Teil 2: Anti-Aging
Wie man entspannt älter wird, und mit jedem Jahr
nur noch besser aussieht!**

Egal ob Du 20, 40 oder 60 Jahre alt bist – für Anti-Aging ist es nie zu früh oder zu spät. Man sollte nur die richtigen Tricks und Methoden kennen. Von den besten Wirkstoffen der Welt, über gute Ernährung, bis hin zu smarten Psycho-Strategien (mit vielen Seiten zum Selberausfüllen): In diesem praktischen Ratgeber steckt alles, was man
- wissen muss und
- machen kann,
um gelassen und wunderschön älter zu werden. Und ja, natürlich geht es auch um Botox &Co.

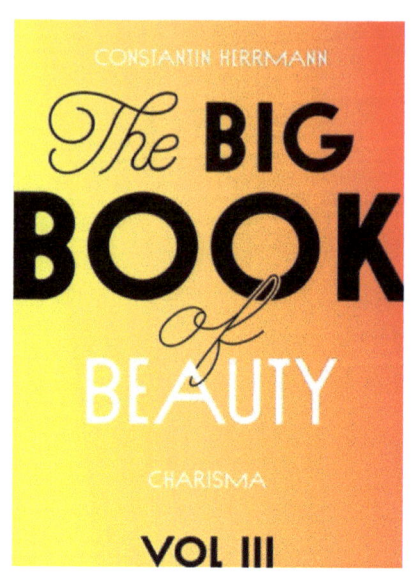

Big Book of Beauty
Teil 3: Charisma
Wie Du Deine Ausstrahlung boostest und umwerfend anziehend auf andere wirkst!

Anziehungskraft, Magie, das gewisse Etwas: Charisma ist der Stoff, aus dem Legenden entstehen. Der manche Leute mächtig und andere zu Superstars macht. Aber wenn wir ehrlich sind, dürfte es den meisten von uns doch ähnlich gehen: Unsere Persönlichkeit könnte ein bisschen mehr Strahlkraft vertragen. Dieses Buch voller praktischer Alltags-Tipps, konkreter Übungen und Psycho-Strategien hilft allen, ihr Selbstbewusstsein zu stärken, Menschen zu begeistern, und die umwerfendste Version ihrer selbst zu werden. Mit Sofort-Tricks, Soul Food, beauty-hacks und vor allem: Ganz viel Selbstliebe.

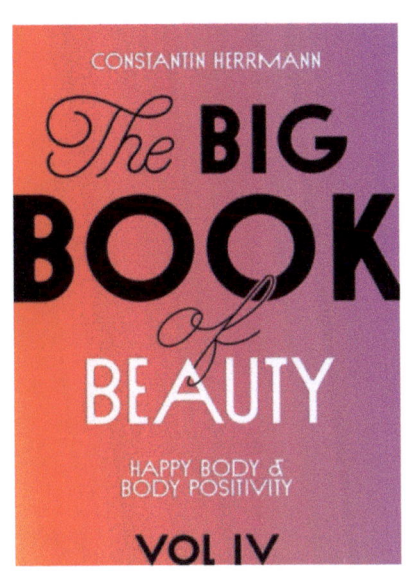

Big Book of Beauty
Teil 4:
HAPPY BODY & BODY-POSITIVITY
Wie aus jedem Körper ein Traumkörper wird

Jeder Körper ist einzigartig, und jeder Körper ist wunderschön! Aber eines haben sie alle gemeinsam: Wir müssen uns und unseren Körper lieben, damit wir uns so richtig gut fühlen. Challenge accepted!
Dieses Buch steckt voller Tricks und life hacks, wie man seinen Body pflegt – von innen und von außen. Wie man sich smart ernährt, welche Diät-Lügen man kennen sollte. Welche Pflege-Routine der Haut schmeichelt (je nach Jahreszeit). Und vor allem: Wie man in den Spiegel schaut und schön findet, was man sieht.

.